LES TRIBULATIONS D'UNE MIGRAINEUSE

Delphine Rey

LES TRIBULATIONS D'UNE MIGRAINEUSE

Éditions Anne Carrière

Ouvrage publié sous la direction de
Véronique de Bure

ISBN : 978-2-8433-7431-9

www.anne-carriere.fr

À F. et V.

1

Une tranche de jambon

– Je vais vous poser une question.

Oh oui ! Posez-moi des questions ! Va-t-il s'inquiéter de ma vie de couple ? Mon mari m'offre-t-il encore des fleurs ? Mon enfant a-t-il des difficultés scolaires ? Mon passé recèle-t-il un douloureux secret ?

L'homéopathe se penche au-dessus de son bureau et demande solennellement :

– Mangez-vous le gras du jambon ?

– Non !

– Hum...

Mon Dieu ! Il lit dans le gras du jambon comme une bohémienne dans le marc de café ! Et ce qu'il voit ne semble pas très joli. Zut, c'était une question piège ! Il sait maintenant que je suis perfectionniste, intransigeante, angoissée et certainement à la limite de l'hystérie. Trahie par un simple morceau de porc !

Soudain, ses doigts courent sur le clavier ergonomique et l'imprimante crache une ordonnance de deux pages. Le spécialiste me la tend avec la fierté du second de Napoléon lui remettant le rapport de la bataille de Wagram. Espérons que ma propre guerre prenne bientôt fin.

Sur le trottoir, je parcours mon ordonnance : « Sanguinaria canadensis, Pulsatilla, Anacardium orientale, Zincum metallicum, etc. » Ma mère a eu raison de m'inciter à faire du latin au collège. Elle avait avancé un argument imparable : « Un jour, ça te servira. » Pas de *Rosa, rosae, rosam* sur cette feuille. Le dictionnaire de latin devrait être remboursé par la sécu. Direction la pharmacie où je passe plus de temps qu'à l'hypermarché.

J'en ressors avec mes provisions homéopathiques et un échantillon gratuit de crème antirides. J'hésite entre la joie enfantine éprouvée devant tout cadeau et la perplexité quant à la nature dudit cadeau. J'ai trente-cinq ans. L'année passée, les pharmaciennes m'offraient encore des soins anti-acnéiques.

2

Petites billes contre gros boulet

Arrivée à la maison, je déverse la trentaine de tubes homéopathiques sur la table de la cuisine, afin de les trier. Entre le traitement de fond prescrit par mon généraliste, ces granules et les comprimés de crises, ma bataille contre les migraines ressemble plus à une thésaurisation médicamenteuse de petite vieille qu'à un combat musclé à la Rambo. Mais cette épreuve, qui m'est imposée depuis maintenant vingt années, est à la fois physique et psychologique. Je devrais consulter maître Yoda. Pour le moment, la force n'est pas avec moi.

Mon fils de six ans surgit dans la cuisine et secoue les petits tubes, amusé par le bruit de ces mini-maracas. Il réclame un granule. Je lui promets d'acheter du « Gelsemium sempervirens » uniquement pour lui. La veille d'un examen scolaire, j'ingurgitais toujours un tube de ces granules sensés me rendre zen. Vu l'énergie que déploie mon fils, je viens peut-être d'avoir une idée géniale ! Il irradie de bonheur, comme si je lui avais promis un sachet entier de Carambar Atomic (ses préférés) et court annoncer la bonne nouvelle à son père :

– Papa ! Maman va me donner des petites billes de géranium !

Pour trouver le mari, il suffit donc de suivre le fils jusqu'à... la chambre parentale. Une bosse sous la couette d'où s'élève une respiration paisible me renseigne sur les méthodes de surveillance très personnelles de mon mari.

– Alex, tu as fait quoi, toute la matinée ?

– J'ai joué au trampoline sur le lit de papa.

Ce papa-là est capable de dormir sur un radeau en pleine tempête. Inutile, dans ces conditions, de tenter le baiser de la Belle au bois dormant. Il reste l'ultime solution : le coup de la couverture.

Regard en direction d'Alex qui semble penser : « Assez joué, on passe aux choses sérieuses. » Je lui donne le feu vert : d'un geste sec, il tire le drap et la couverture. Son père se redresse, hirsute, tel un soldat ayant entendu le son du clairon.

Sentant arriver une remarque sur sa notion du baby-sitting, il attaque le premier :

– Alors, tu as un nouveau traitement ?

– Ouais...

– Si tu n'y crois pas, ça ne marchera pas ! J'espère que tu n'as pas minimisé le problème. Qu'est-ce qu'il a pensé de la tonne de médicaments que tu avales ?

– Rien, on a parlé jambon.

Cette visite médicale ne m'ayant pas convaincue, je décide d'oublier ma déception dans l'art culinaire.

Direction la cuisine. Mais l'action d'ouvrir un plat tout prêt pour le déposer dans le micro-ondes ne mobilise pas l'ensemble des neurones. La partie vacante de mon cerveau en profite pour passer en revue toutes mes tentatives de guérison : divers traitements de fond classiques, acupuncture, yoga, mésothérapie, ostéopathie, traitements hormonaux, massages, orthoptie... sans parler des psychologues, neurologues, ophtalmologues... il n'y a que les astrologues que je n'ai pas consultés.

J'ai l'air d'une femme alerte et bien dans ses baskets. En réalité, je suis une marionnette dont le comportement est guidé par des fils invisibles, Triptan ou autres, Propofan, Aspégic, Dafalgan...

À chaque crise, je sors l'artillerie lourde. Du coup, ce traitement homéopathique ressemble à un pistolet à eau face à un incendie. La complexité du protocole semble vouloir prouver l'aspect scientifique de la démarche. Faire fondre un nombre précis de granules sous la langue, dix minutes avant chaque repas (il faut se lever plus tôt) ou bien deux heures après (à la pause KitKat des copains, vous avez droit à trois malheureux granules). Aujourd'hui, les fabricants ont enfin conçu des tubes permettant d'obtenir le bon nombre de granules du premier coup. Auparavant, le jeu ressemblait à une épreuve de *Fort Boyard* : faire glisser trois granules (pas deux, ni quatre) du tube ouvert vers le bouchon servant de réceptacle. Une seule règle : ne jamais toucher les granules avec les doigts. La probabilité de recueillir trois granules du premier coup doit être équivalente à celle d'obtenir, en un seul lancer de trois dés, un quatre-cent-vingt-et-un.

Quelle est la probabilité de voir disparaître mes migraines grâce à ces granules ?

3

Éruption crânienne

Le mois de septembre est la seconde période annuelle des bonnes résolutions. La mienne a été claire : arrêter mon travail d'enseignante. Voilà une résolution agréable qui a été facilement mise en pratique. D'autant plus que j'ai la chance d'avoir un mari ramenant assez de pièces de mammouth à la grotte. La décision a été rapide : je n'avais pas le choix. Non, personne ne m'a licenciée et je n'ai subi aucun harcèlement sexuel sur mon lieu de travail. Bien que le harcèlement soit la cause de mon départ. Harcèlement physique et moral. Pourquoi n'ai-je pas porté plainte ? Parce qu'il n'existe aucune loi permettant de porter plainte contre des migraines.

Mon cerveau, tel un ancien combattant, se remémore une journée de travail.

Le réveil me rappelle à la réalité.

« Surprise ! Je suis là ! » me hurle subitement une douleur dans la moitié droite de mon crâne.

Repousser la colère, évaluer l'intensité des dégâts, estimer les chances de la voir disparaître.

J'irai travailler. Ce qui me permettra de rester chez moi le jour où ce sera « encore plus fort ».

Eau glacée sur le visage, deux Propofan dans l'estomac, autostimulation : « Tu vas y arriver, pense à ce soir. »

Je dépasse un groupe de professeurs pour savourer quelques minutes de silence dans ma salle de sciences. J'allume une seule rangée de néons sur les trois.

Sonnerie de début de cours. Je me bouche les oreilles. Par réflexe, mes yeux se ferment. Un élève ouvre la porte sans frapper. Croyant me déranger dans une réflexion apparemment intense, il bafouille :

– Madame, on peut rentrer ?

Un léger hochement de tête fera office de réponse. J'ai soudain l'impression d'être vendeuse aux Galeries Lafayette à l'ouverture des soldes. Ils sont nombreux, ils sont bruyants et... ils allument les lumières !

– Éteignez ces lumières !

– Mais madame, on n'y voit rien !

– Dans dix minutes, il fera complètement jour.

Un élève bâille et m'apporte son soutien :

– Vous avez raison, madame... Comme ça, je peux finir ma nuit.

Malgré le poids anormal de ma tête, le cours... suit son cours. Le côté droit, douloureux, semble plus chaud que le côté gauche.

Deuxième heure : pas le temps de me rafraîchir le front, les élèves de troisième sont déjà là. J'avais prévu un travail collectif. La migraine me rappelle que les élèves doivent apprendre à être autonomes. Le travail devient donc « individuel, en silence ».

C'est l'heure de la récréation. J'avale un Triptan, massage des tempes, tentatives infructueuses d'ignorer les hurlements montant de la cour.

Troisième heure : classe de quatrième, cours sur le volcanisme. Je crois que je maîtrise bien mon discours, mais je ne le jurerais pas. Les questions restent heureusement classiques : « Est-ce qu'on peut aller au centre de la Terre ? » « Si on met un doigt dans la lave, ça fait quoi ? »

J'écorche quelques mots, ne répète pas pour les distraits et stoppe rapidement le flot de questions. J'écris le résumé au tableau, obsédée par une seule pensée : ignorer la migraine qui s'installe, s'étale, pousse les parois...

– Madame, je ne comprends pas...

Énervée, je fais face à l'ignorante :

– Tu n'avais qu'à écouter !

Quelques rires s'élèvent des rangs.

Prise d'un doute, je pivote vers le tableau où s'affiche en grosses lettres :

« Il y a éruption volcanique lorsque du magma sort d'un crâne. »

Avec un sourire las, je remplace « crâne » par « cratère ». Comme il serait agréable de pouvoir effacer aussi facilement l'orage coincé dans ma tête. Mon corps semble ne plus être capable de soutenir cette tête trop lourde. Vite, ma chaise !

Assise derrière mon bureau, je m'applique à garder un air naturel. Et maintenant, qu'est-ce que je fais ? Je n'ai écrit qu'une phrase sur les six prévues. Respirer régulièrement.

– Madame, qu'est-ce qu'on fait quand on a fini ?

Bonne question.

Il est temps de sortir mon joker.

– Aujourd'hui, on va innover.

Grâce au rétroprojecteur, le cours apparaît d'un coup sur le tableau blanc. Un élève s'enthousiasme.

– Ah oui, là, c'est mieux écrit.

– Vous avez cinq minutes pour recopier.

Et j'ai cinq minutes pour faire passer cette sensation de vertige. Effet secondaire du médicament ? Hypoglycémie ? Symptôme de la migraine ? Sûrement les trois.

Sonnerie de fin de cours. Soulagement, bien que mes tempes semblent vibrer au rythme du son.

Encore une heure à tenir, avant la pause du déjeuner. Un groupe de troisième envahit la salle. Les élèves sortent leurs affaires à l'exception de deux garçons qui, pris de fou rire, stagnent au centre de la salle. Deux minutes plus tard, ils n'ont pas bougé. Ils semblent être dans un cocktail, échangeant les derniers potins, coincés au sein d'une foule imaginaire. Je leur rappelle l'emplacement de leur table. Le visage radieux du plus volubile se transforme en face de Calimero.

– Madame, j'ai mal à la tête. Je peux aller à l'infirmerie ?

Grappiller quelques minutes sur les heures de cours est sa spécialité. Mais cet élève ignore qu'il affronte une experte en mal de crâne. Son comportement trahit une forme éblouissante. Comme je repousse sa demande, il soupire, faussement navré :

– On voit que vous ne savez pas ce que c'est que d'avoir mal à la tête.

Il a bien choisi son jour pour cette réflexion ! Je n'ai même plus la force de sourire de l'ironie de la situation.

J'ai atteint le point critique où le « pilotage automatique » se déclenche. Pour survivre, je deviens robot : ni colère, ni découragement. Par chance, un contrôle était prévu pour cette heure-ci. Quelle bonne idée j'ai eue !

Midi : le dernier élève sorti referme la porte derrière lui.

Ce moment de solitude, tant attendu, ne m'apporte pas le soulagement escompté.

Je vais devoir capituler. Mon cerveau est un bloc de pierre, mes muscles faciaux sont figés. J'ai le sentiment que je ne pourrai plus jamais exprimer une pensée cohérente.

Pourtant, l'ultime épreuve reste à venir : me présenter au principal et avouer qu'une migraine m'empêche d'assurer mon travail de cet après-midi. Le principal est-il migraineux ? A-t-il une femme ou une mère migraineuse ? Dans ce cas, il comprendra. Sinon, que va-t-il penser ? Que je suis une prof je-m'en-foutiste ? Que je suis douillette ? Ou pire, une menteuse ! À vrai dire, en cet instant, je me fiche de ce qu'il pensera.

« Rentrez chez vous, on se débrouillera. » Le principal est compréhensif. Cela n'empêche pas un sentiment de défaite en m'écroulant sur le siège d'une rame de métro.

Bien calée, les yeux fermés, je me dis que le pire est derrière moi, lorsque le pire arrive : les crissements des roues du métro. Le monde s'est transformé en enfer. Position de repli.

Ce scénario se répétant, mon cerveau était devenu aussi consistant qu'une gelée de coings mal cuite. Je décidai donc que le corps enseignant devait perdre un membre afin que mon propre corps récupère un organe.

Depuis que je suis une mère au foyer, les migraines viennent me visiter deux à trois fois par mois. Pour la Saint-Valentin, je vais m'offrir un collier « moins qu'hier et plus que demain ».

4

L'homme de la rue

Ça y est, je l'ai repéré. Enfin... je crois. Il est cinquante mètres devant moi, sur le même trottoir. Ça ne peut être que lui. Sur le trottoir d'en face, une dame âgée avance lentement à l'aide d'une canne. Ça ne peut pas être elle, quand même ! Mon regard revient sur lui, sur ses mains. J'avais raison ! Il le tient négligemment, mais avec fierté, dans sa main gauche : un cigarillo « petit mais costaud ». Les volutes de fumée semblent téléguidées vers mes narines, avant de cibler mes neurones. Un microclimat tchernobilien se crée dans mon crâne. L'homme arrive au carrefour ; avec un peu de chance, il tournera à gauche. Droite. Bon, au lieu d'acheter mon magazine préféré chez le buraliste de droite, je n'ai qu'à aller à gauche, à la boulangerie. En même temps, c'est idiot ; surtout en période de régime... Je fais semblant d'attendre quelqu'un pour laisser l'homme au cigare s'éloigner. Zut, il flâne devant une vitrine. Il en profite pour tirer sur son cigare. Il y prend beaucoup de plaisir. L'extase des fumeurs semble proportionnelle à l'âpreté de ce qu'ils fument. Pour les femmes qui les embrassent, ce doit être l'inverse. Changement de tactique : j'accélère mon pas, tout en respirant le moins possible, ce qui n'est pas évident. Arrivé à sa hauteur, mon visage a doublé de volume.

– Excusez-moi, vous auriez l'heure ?

Mon visage baudruche fait non, tandis que mon bras, orné d'une belle montre, se cache. Mes pieds accélèrent encore. Ouf, là, j'ai battu le record d'apnée en milieu urbain.

5

Au fer rouge

Florent a rapporté du travail à la maison. Aussi, nous passons la soirée chacun de notre côté. Il met en forme le commentaire d'un reportage sur une ancienne détenue des camps nazis, tandis que je savoure le dernier livre d'Amélie Nothomb. Je me plonge dans la difficulté des rapports humains de personnages hauts en couleur pour oublier la complexité de mon propre couple. Florent m'étouffe à force de protectionnisme. Et paradoxalement, il peut se montrer dur, au moment le moins opportun.

Le roman se termine sur un meurtre. Les tensions génèrent souvent l'imprévisible. Je souris. Mon couple, lui, ne traverse qu'un mauvais passage, rien de plus. Demain, nous irons tous les trois au Jardin d'Acclimatation et, comme d'habitude, Alex ne sera pas le seul de la famille à hurler sur le grand huit.

Le sommeil m'enveloppe sur des images de fête foraine.

Un géant de deux mètres, tout en muscles, se rapproche de moi avec un air mauvais. J'ai peur. Pas de lui, mais du fer à marquer les bestiaux qu'il brandit dans ma direction. Le bout est incandescent ; je sens la chaleur m'envahir. Autour du monstre, des manèges tournent à toute vitesse avec un bruit insupportable. Je tente de me boucher les oreilles. Il me faudrait des mains supplémentaires pour protéger mon front qui subit une pression invisible. Quelqu'un me presse tout le crâne, comme pour en extraire une substance.

– Arrêtez ! Arrêtez !

Personne ne répond. Je suis seule. La pression augmente, la chaleur augmente, la peur augmente. Le tisonnier chauffé à blanc est maintenant à deux centimètres de ma peau. Le regard du géant me lance un défi : « Vas-tu résister ? »

– Non, ne faites pas ça ! Ma tête va exploser !

Je m'encourage : « Ne panique pas, c'est un simple cauchemar. Réveille-toi... Réveille-toi et la douleur disparaîtra... Allez, un effort... Vite, le temps presse, tu vas mourir... Réveille-toi ! »

Le géant, le tisonnier, les manèges, le bruit, tout disparaît. Ouf ! Je suis maintenant bien éveillée. Pourtant, il y a encore la pression, la chaleur, la douleur...

Recroquevillée dans le lit, les deux mains sur le front, je tente de repousser le restant de cauchemar qui s'accroche à ma peau. Je dois ouvrir les yeux. Oui, ouvrir les yeux. J'en suis incapable. Le moindre mouvement, aussi infime soit-il, va accroître la douleur. Or, il me semble que mon esprit ne le supporterait pas. Deviendra-t-il fou si le mal augmente ? Il paraît que pleurer soulage. J'ai trop mal pour verser la moindre larme. Pour avoir la force de pleurer, une partie du cerveau doit être submergée par la nostalgie, la peine ou une petite douleur. Mais un torturé ne pleure pas car son esprit tout entier est occupé à combattre le mal. Il ne peut pas se permettre de craquer, sous peine de voir la fin, la mort. Dans mon cas, la fin sera ma tête fracassée contre le mur. Éclaboussures de honte et de soulagement avant le trou noir définitif. Mais elle ne m'aura pas, la garce ! Cette ennemie vicieuse qui profite lâchement de mon sommeil pour s'insinuer dans mon crâne ! On la nomme migraine. Je l'appelle vampire, suceur de vie, monstre se repaissant de l'énergie et de la joie des humains. Elle n'abandonne que lorsque la victime est exsangue, vidée de sa sève, capitulant après deux jours de bataille acharnée. La migraine gagne toujours. Même lorsqu'elle s'est enfin retirée, les séquelles sont indélébiles.

Dans un effort extrême, je murmure :

– Florent... Florent...

– Qu'est-ce qu'il y a ? s'inquiète-t-il en allumant la lampe de chevet.

– Non !!! Éteiiiins !

– Tu me réveilles à quatre heures du matin pour me dire de ne pas allumer ?

– Chut ! Parle plus doucement... J'ai la tête qui va éclater.

Le ton se radoucit.

– Dis-moi où sont tes médicaments. Delphine ? Tu m'entends ?

– Je n'arrive pas à réfléchir, je ne sais plus où ils sont.

– Ce n'est pas grave, je sais où est le gros du stock. Je te ramène quoi ?

– Triptan, Propofan, Valium.

– Les trois ?!

– Oui, ce sera moins dangereux qu'une cervelle qui explose. Apporte-moi aussi le sachet qui est au congélateur.

Je comprime ma tête contre l'oreiller, rempart de plumes aidant ma peau à contenir mes vaisseaux crâniens qui palpitent trop fort et semblent pousser les parois osseuses. Le sang déferle dans mon cerveau comme des milliers de soldats chargeant l'ennemi. J'enfonce mes doigts sur les tempes pour contenir ce flux meurtrier. La douleur descend d'un niveau : d'intolérable elle devient atroce, ce qui est un peu mieux. Lorsque je relâche la pression, les globules rouges entassés sont à nouveau éjectés et reprennent leur course folle dans ma tête. Mon dieu, ma tête va vraiment exploser ! J'ai tellement mal que j'espère presque cette apothéose de la douleur qui sera ma délivrance finale et définitive. L'oreiller explosera avec moi et ses plumes s'envoleront, aussi légères que je le serai alors.

Non, l'explosion ne vient pas, ce serait trop facile. Elle préfère me faire bouillir à petit feu. La migraine est sadique, la migraine a tout son temps.

Les antalgiques vont tenter de l'abattre. Je n'ai pas la force d'assister, une fois de plus, à l'affrontement. Un somnifère m'éloignera du champ de bataille.

« Demain sera un autre jour » : cette lapalissade est mon leitmotiv, ma bouée de sauvetage qui me fait croire, alors que je suis au milieu de l'océan, accrochée à une simple planche en bois, que le rivage est proche.

Si j'étais croyante, je prierais pour un réveil sur terre, sur la plage et non dans cet enfer sans horizon.

Je ne suis pas croyante. Je prie quand même.

Mon cerveau s'éveille. Les yeux fermés, je le sonde. La place semble être libérée. Je ne suis plus en enfer mais pas encore au paradis. Ce sera une journée purgatoire. Je suis soulagée. Cette crise n'aura duré qu'une nuit.

Je tends le bras pour allumer la lampe de chevet. Ma tête n'a pas bougé, mes paupières restent closes. Je dois apprivoiser la lumière. Ne pas commettre d'erreur qui ferait resurgir la migraine. Commencer par s'asseoir au bord du lit, puis, seulement après, ouvrir les yeux. Doucement.

Le monde est redevenu normal. La lumière semble plus douce, les bruits sont... de simples bruits.

Une conversation lointaine m'apprend que le père et le fils partagent un jeu.

Ma vitesse de déplacement ayant considérablement diminué depuis la veille, cinq bonnes minutes me sont nécessaires pour atteindre la cuisine. Je m'assieds devant mon bol avec les précautions d'une octogénaire. Une personne fatiguée s'écroule sur son siège. Une migraineuse ne prend pas le risque d'un mouvement brusque qui pourrait faire résonner son crâne tambour.

– Maman, on part au Jardin d'Acclimatation à quelle heure ?

– Désolée, Alex, mais je suis trop fatiguée pour vous accompagner.

Florent semble étonné.

– Tu as dormi jusqu'à onze heures !

– Oui, mais je suis épuisée.

– Mais tu n'as plus ta migraine ?

La question a le ton du reproche, de l'incompréhension, voire de l'agacement.

– Ce n'est pas comme une aiguille dans le pied qu'il suffit d'enlever. Je dois refaire le plein d'énergie.

– Justement, les attractions vont te revitaliser !

Et voici la phrase de trop qui trahit sa pensée. Ma fatigue est donc psychologique. Un tour sur une chenille géante devrait remédier à mon état. Cette fatigue post-crise est pourtant aussi réelle que celle du guerrier rentrant chez lui. Sans oublier les « effets plus ou moins gênants » décrits sur la notice de tout antalgique digne de ce nom. Les plus récurrents étant « somnolence et fatigue », les laboratoires devraient avoir l'honnêteté de préciser « gênant pour le conjoint ».

Je n'ai pas récupéré mon état normal. Aussi, la perspective de me retrouver dans une ambiance de cour de récréation, sous un soleil trop éclatant, ne m'enchante guère. Ce serait donner de l'eau au moulin à broyer mes neurones !

À peine revenue de la guerre, je ne vais pas risquer d'être renvoyée au front.

Tant pis si je passe pour trop précautionneuse. Je soigne mon corps plutôt que mon image.

– Au Jardin d'Acclimatation, il y a trop de bruit, j'ai besoin de repos.

– D'accord. Et pendant que tu te reposes, papa et moi, on va faire du manège !

Le fils semble mieux comprendre que le père. Florent m'en veut de les laisser seuls une fois de plus. Je devrais trouver son attitude touchante puisque son désir est de partager ses journées avec moi. Pourtant, la colère domine. Colère contre lui qui m'accuse silencieusement d'être la cause de sa frustration, alors que le véritable coupable, c'est elle. La migraine.

Florent a un problème de vue. Il distingue une seule entité là où il y en a deux. Moi, et la migraine. La rancœur qu'il ressent contre elle, il me la destine. La migraine fait tranquillement son travail de sape et j'en récolte les fruits pourris.

Florent ne connaissant que de légers maux de tête, il ne comprend pas que la migraine joue dans la cour des grands.

Elle est comme une tempête qui vient d'on ne sait où, dévastant votre maison sans que vous puissiez l'en empêcher. Une fois éloignée, elle ne laisse derrière elle que silence et désolation. Rebâtir une maison demande du temps.

Hier, mon cerveau était trop lourd; aujourd'hui, mon corps est anormalement vide. Mes jambes cotonneuses sont aimantées par le canapé. Ma tête a du mal à aiguiller mes pensées pour qu'elles atterrissent.

Les drogues douces provoquent-elles cette sensation? Mon reste de conscience ricane : « Mais tous les antalgiques et somnifères sont des drogues douces! »

À la différence des « vrais » drogués, les migraineux avalent des comprimés, non pas pour fuir la réalité, mais pour la retrouver au plus vite.

Les lendemains de crise ne sont pas des journées que le migraineux s'offre. Elles lui sont également arrachées par la migraine.

Considérons un migraineux ayant subi deux crises par mois, entre l'âge de quinze et soixante ans (après soixante ans, les crises ont tendance à disparaître). Il aura donc connu mille quatre-vingts crises. La durée moyenne d'une crise est de deux jours, à laquelle il faut ajouter une journée de remise sur pied. Avant même de mourir, cette personne aura vécu six années en enfer et trois années au purgatoire. La migraine lui aura volé près de dix années de sa vie!

Cette journée « pour rien » m'est donc décomptée.

Le soir, Alex et Florent rentrent excités comme des collégiens venant d'apprendre que leurs professeurs entament une semaine de grève. Je refoule l'amertume de l'élève qui a les seuls enseignants ne suivant pas la grève. Avec entrain, je dévoile fièrement la malheureuse quiche confectionnée de mes blanches mains.

Repas familial convenable. Ce terme désignant l'atmosphère et non la qualité des plats. Il règne une ambiance trop feutrée pour être sincère. Le calme avant l'assaut. Les troupes rassemblent leurs forces et aiguisent leurs piques. Après la migraine, je vais devoir affronter le mari.

6

Se justifier

Un doux soleil automnal inonde le balcon où je me réfugie pour déguster un café. Il n'abandonnera pas. Une quinzaine d'années auparavant, j'ai été séduite par son obstination. Au moins, je ne peux pas lui reprocher d'avoir changé.

– Tu fuis la discussion ?

– Pas du tout.

Je toucherais bien mon nez pour vérifier qu'il ne s'allonge pas, mais ce geste me trahirait.

Florent semble ancré dans le sol du balcon pour toujours. Son corps me dit : « Je ne bougerai pas d'ici tant que ce problème de migraine ne sera pas réglé. »

Il ouvre cependant le débat en douceur :

– Je n'ai pas l'intention de t'enfoncer.

– Je sais. Me maintenir la tête sous l'eau trois minutes te suffira.

– Le problème ne vient pas de moi, mais de tes migraines.

– Donc de moi.

Silence bien plus rageant qu'une accusation formulée. Je m'échauffe :

– Imagine une fille possédant tout ce dont elle a rêvé : réussites professionnelle et familiale, pas de maladie grave, un mari toujours prêt à l'emmener aussi bien au cinéma qu'en Italie ; et cette conne gâcherait tout cela volontairement ?! Dans quel but ? Pas celui d'attirer l'attention puisque son mari est fou amoureux...

Attente de confirmation. Devant mon regard insistant, il réagit enfin :

– Mais bien sûr ! C'est bien pour cela que j'entame cette discussion. Je pourrais te laisser te débrouiller toute seule.

– Je préfèrerais.

– Je suis ton mari et c'est mon devoir de t'aider.

– Oui, en m'épaulant, pas en me mettant la pression comme si je n'étais pas assez motivée pour guérir.

– Plein de gens sont guéris par l'acupuncture...

– Et tu m'en veux parce que, avec moi, l'acupuncture ne donne rien ?

– Non ! Mais il y a d'autres solutions.

– Tu me parles comme si je ne tentais pas tout.

– Peut-être que tu es trop désabusée pour guérir...

– Les médicaments n'auraient donc qu'un effet placebo ? Tu ramènes la médecine à bien peu de chose !

– Non, mais pour guérir, il faut y croire.

– Alors tu penses que j'ai capitulé !? Le regard que tu portes sur moi est encore plus insupportable que les migraines elles-mêmes. Cela fait vingt ans que je cours de spécialistes en généralistes; j'ai achevé mes études malgré des crises à répétition, j'ai travaillé avec la tête comme un boulet de canon, alors que nous n'avions pas besoin de mon salaire : tu ne peux pas dire que j'ai utilisé les migraines pour ne rien faire de ma vie, ni pour me plaindre. Tu m'as déjà entendue me plaindre?

– Non, mais pourquoi aucun traitement ne fonctionne? Les médecins devraient trouver une solution.

– L'organisme humain n'est pas un ordinateur. Et tu as tort de penser que tout a échoué. Tu te souviens des crises horribles que j'avais chaque mois, pendant mes règles? Elles ont disparu grâce à un traitement hormonal.

– Alors pourquoi les migraines sont toujours là?

– Parce qu'il y a plusieurs causes. Parce que la physiologie du corps évolue au fil des années. Parce que les événements de la vie influent sur la fréquence des crises.

– Oui, comme la tension au sein d'un couple.

– Ou la chute en rollers de l'année dernière. Mes cervicales avaient déjà pris un sacré coup, il y a seize ans, avec l'accident de voiture. Cette chute a dû relancer les douleurs.

– Bien sûr, la cause mécanique est plus acceptable pour toi que la cause psychologique.

– Tu me fatigues! Comment expliques-tu que la moindre goutte d'alcool me provoque une crise? J'ai un conflit avec l'alcool? Trop de soleil ou de chaleur a le même effet : j'ai été traumatisée dans mon enfance lorsque ma mère m'a sortie pour la première fois? Et les bougies ! Tous nos dîners aux chandelles m'ont provoqué une crise, à cause de la lumière des bougies ! Tu vas me dire qu'inconsciemment, je n'aime pas nos soirées en amoureux ? !

– Mais si tu connais les causes, pourquoi tu ne les élimines pas les unes après les autres ?

– Il m'est impossible d'éviter constamment le manque de sommeil, la chaleur, le vent, le stress, les lumières vives, la fumée de cigarette, l'hypoglycémie, les variations hormonales et les mauvaises positions en voiture ou en dormant. Et je ne parle pas du facteur génétique puisque vouloir le combattre revient à tenter d'arrêter la révolution de la Terre autour du Soleil.

Comment lui faire comprendre que je suis comme un coureur de haies se concentrant sur chaque barrière à franchir ? Le moindre imprévu peut m'envoyer au sol. Dans cette situation, Florent est un très mauvais supporteur. Le genre à enguirlander l'athlète à la première défaillance plutôt qu'à le soutenir jusqu'au bout. Il oublie que, dans cette épreuve, je cours dans la catégorie handisport. J'ai souvent pensé à me coller sur le front un beau dessin de volcan en éruption, histoire de lui montrer ce qui se passait de l'autre côté de mon front. Je ne l'ai jamais fait. J'aurais dû.

Florent se renfrogne :

– Conclusion, tu dois vivre dans une bulle.

– À mon grand regret !

– Au mien aussi !

– Je t'ai déjà empêché de sortir seul ?

– Non... et d'ailleurs ça devient vexant !

– Tu me demandes d'éliminer les facteurs déclenchants et tu me reproches de ne pas t'accompagner dans des soirées pleines de... facteurs déclenchants !

Pas de réponse. C'est rare. J'en profite pour enfoncer le clou :

– Durant notre dernier repas chez un de tes collègues, je me suis retrouvée à côté d'un fumeur. Quand il a sorti son paquet, j'ai tenté la télépathie sans succès. Résultat : une nuit de migraine pour qu'un inconnu s'offre cinq minutes de plaisir.

– Tu as une langue. Il fallait lui demander de ne pas fumer.

– J'en ai marre de passer pour la rabat-joie. Dès l'apéritif, je dois refuser tout alcool. Remarque, l'alcool ingurgité par les autres ne me dérange pas. Mais j'ai toujours droit à des remarques : « T'es sérieuse ! » ou « T'as tort », alors quand la pause cigarette arrive, je ne veux pas en rajouter dans le genre pénible.

– Résultat, tu hais les autres.

– Pas les autres, seulement leur inconscience et leurs remarques du style : « Si tu as une migraine ce soir, un petit restau te fera du bien. » Ben voyons, pourquoi les médecins ne prescrivent-ils pas « un repas au restaurant, à prendre deux fois par semaine », et ce serait remboursé par la Sécurité sociale ! Imagine que je t'enfonce un casque d'épines en te proposant une petite partie d'échecs !

– Les gens ne peuvent pas comprendre ce qu'est une migraine s'ils n'en ont jamais eu.

– Les simples maux de tête font beaucoup de tort aux migraineux. La migraine est vue comme un gros mal de crâne, alors que la douleur te pétrifie parfois au point d'accepter de mourir pour qu'elle disparaisse.

Florent me prend la main.

– On trouvera la solution.

Depuis treize ans, la migraine fait partie de notre vie de couple. Au début de notre relation, elle a été le sujet de quelques conversations. Puis, les années passant, elle est devenue source de conflits ou de lourds silences.

Aujourd'hui, je me demande quel doit être mon principal objectif : me soigner au plus vite ou sauver mon couple ?

Ces deux résolutions semblent liées.

Vais-je perdre Florent si je ne guéris pas assez vite ? La migraine m'a déjà enlevé mon travail, cela ne semble pas lui suffire.

7

Je te comprends

Florent est de tout cœur avec moi... épisodiquement. Au quotidien, je vois bien qu'il est perplexe.

Florent adore la musique. Moi aussi, mais pas toujours. Il m'arrive d'arrêter un CD au milieu d'une chanson parce que le mal de tête fait tout à coup basculer la musique de la catégorie « agréable » à la catégorie « batterie de cuisine s'effondrant dans ma boîte crânienne ». Florent m'observant me masser les tempes, lâche innocemment : « Tu aurais pu attendre la fin du morceau. » Non, je n'aurais pas pu! Je ne peux pas non plus le lui expliquer. Trop mal.

Florent déteste manger tout seul. À l'heure du dîner, il est rarement rentré. Une bonne épouse ferait dîner son fils seul pour partager le repas avec son mari. Mais l'hypoglycémie provoque souvent une migraine. J'accueille donc mon mari repue et souriante. Il pense que ça aurait été mieux d'être souriante ET de partager le repas avec lui. Parfois, je fais un effort. Je l'accueille alors affamée et... migraineuse. Dans ce cas aussi, il dîne tout seul.

Florent aime l'efficacité. Moi aussi. Quand sa voiture fait un bruit bizarre, il l'emmène chez le mécanicien et tout rentre dans l'ordre. Quand une migraine m'envoie au lit en plein dimanche, cela signifie pour lui qu'à mon réveil, tout sera redevenu normal. C'est pourquoi, il me proposera un cinéma sans même demander si je vais mieux.

Florent prend soin de moi. Les soirs de migraine, avant de nous endormir, j'ai droit à un massage dans la pénombre. C'est très agréable. Puis, il me chuchote un tendre « bonsoir », s'allonge à mes côtés... et éclaire sa lampe de chevet pour lire. Cette petite lumière annule instantanément l'effet relaxant du massage. J'aurais pu m'endormir et ne plus sentir cette douleur. Je demande l'obscurité. Il s'indigne : « Et je fais quoi, moi ?! »

8

À dormir debout

Week-end familial et harmonieux. L'absence de migraine m'a permis de faire preuve de « présence d'esprit ». J'ai ainsi tenu mon rôle d'épouse et de mère à la perfection. La satisfaction que j'en retire pourrait sembler excessive pour une femme vivant toujours à cent à l'heure. La migraine plombant régulièrement mes baskets, j'apprécie ces journées de totale liberté. J'en profite donc jusqu'au bout en passant au rôle d'amante avec enthousiasme.

Puis, sur un grand sourire satisfait, j'éteins la lumière.

– Bonne nuit.

– Bonne nuit.

Des mots supplémentaires seraient superflus et surtout inutiles. En effet, les paupières de Florent sont comme les grilles des magasins : une fois abaissées, vous pouvez appeler, elles ne s'ouvriront plus, le propriétaire est parti. J'installe alors, mentalement, ma propre pancarte « fermée », mais il y a encore de l'agitation dans l'arrière-boutique. Allez, oust, tout le monde dehors ! Ah enfin, je coule doucement vers...

« À l'aide ! Freine, freine ! Attention, tu tombes ! NOOONNN ! »

En une fraction de seconde, mon cœur passe de 60 à 140 battements par minute. Un bras s'abat brutalement sur moi, puis la chambre semble transformée en champ de bataille. Mon Dieu, il va réveiller les voisins ! Et accessoirement se faire mal.

Vite, la lumière ! État des lieux : son oreiller à l'autre bout de la chambre, un pied de table brisé en deux, et lui, mimant la position d'un conducteur, enfonçant rageusement une pédale de frein invisible.

– Attention ! On va tomber dans le trou !

Mi-fatiguée, mi-énervée, je lui précise que notre chambre ne comporte ni virage ni trou, mais un lit qui n'attend que lui. Les yeux grands ouverts, aux aguets tel un lapin sentant le danger, il crie.

– Il est où ? Je dois le retrouver !

Malheureusement, il ne parle pas du lit. Je le questionne pour comprendre son délire, histoire de rire demain matin en le lui racontant. Il m'explique avec angoisse qu'il doit absolument retrouver l'homme qui vient de lui épargner un accident mortel.

Florent fait une crise de somnambulisme pratiquement chaque nuit. Cela peut aller du simple bavardage à la cavalcade avec cris et fracas.

Au début de notre mariage, je tentais de le rassurer, comme je le faisais pour Alex, lorsque, à deux ans, il ressentait une peur incontrôlable devant un manège ou un masque de carnaval : « Mon chéri, ce n'est rien. Tout est normal, je suis là. » Mais il est bien plus aisé de rassurer un enfant effrayé qu'un somnambule dans son monde virtuel.

Ce soir, Florent est spécialement nerveux ; je commence donc par la méthode douce :

– Florent, tout va bien...

– Tu ne comprends pas ! Tu es inconsciente ! Regarde le trou, il est là !

J'ai beau fixer la moquette de ma chambre à l'endroit indiqué, aucun cratère ne s'ouvre. Cette pièce paisible n'est pas la bouche de l'enfer. Ce que je tente vainement d'expliquer à mon mari. Mais sa mauvaise foi nocturne est aussi tenace que de jour. Par conséquent, j'applique ma nouvelle technique. Ton de colonel :

– Tu te recouches !

Il s'allonge et se rendort aussitôt.

Cela fait quelques mois que je suis passée à la méthode militaire. J'ai réussi à le conditionner pour qu'il se rendorme tranquillement, ce qui lui évite de hurler pendant de longues minutes, prisonnier de son cauchemar.

Je vais à l'encontre de toutes les théories selon lesquelles il ne faut jamais bousculer un somnambule. Théories émises par quelques scientifiques assommant certainement leur femme de somnifères pour rêver paisiblement.

Que faire lorsque, à quatre heures du matin, votre mari bondit hors du lit comme un clown de sa boîte et s'élance en direction de la chambre de votre bébé de trois mois, en hurlant à pleins poumons : « Attentiooon ! » ?

La nuit où cela m'est arrivé, mon instinct maternel a réagi au quart de seconde :

– STOOOP !

Cri de survie dépassant en décibels tout ce que j'ai pu hurler jusqu'à cette nuit-là. Le but fut atteint : Florent se figea et sembla se demander ce qu'il faisait au milieu du couloir. Mon cri l'avait pétrifié, avait sauvé notre fils d'une grosse peur... et avait dû réveiller tout l'immeuble.

À chaque crise, la question se pose : dort-il vraiment lorsqu'il est assis, les yeux ouverts, à me raconter qu'il me voit en lévitation ou qu'il me réveille pour me demander de sortir du sac dans lequel je me suis cachée ?

Une fois de plus, ces péripéties nocturnes me laissent épuisée.

La respiration régulière de Florent trouble à peine le silence. Le reste de la nuit sera calme.

Je me retrouve seule, dans le noir, bien réveillée. Mon corps a besoin d'une à deux heures afin de se remettre de cette violation.

Le réveil est difficile pour tout le monde. J'ai, en prime, un mal de tête épouvantable dû au manque de sommeil. L'évidence s'impose : une migraineuse ne peut pas dormir aux côtés d'un somnambule. Et encore, j'ai de la chance : il ne ronfle pas.

À dormir debout

En me levant péniblement, j'informe Florent de mon intention de faire chambre à part, afin de préserver ma santé. Son sang méditerranéen ne fait qu'un tour : « Il est hors de question que je ne dorme pas avec ma femme ! »

9

Dormir à deux

On m'avait prévenue : « Vivre à deux, ce n'est pas toujours facile. » On avait oublié de rajouter : « Mais il y a pire, c'est dormir à deux. »

Dormir à deux est épuisant. Chaque jour, je m'impose une hygiène de vie stricte pour rendre mon terrain migraineux le plus aride possible. Chaque cauchemar de Florent déverse un sac d'engrais provoquant l'éclosion de migraines éclatantes. Je désherbe à coup de médicaments. Mais les mauvaises graines germent chaque nuit et il n'y a aucune raison pour que cela cesse. À quand remonte ma dernière vraie nuit ?

J'avais bêtement pensé que des boules Quiès règleraient notre problème de couple. C'était compter sans la fibre théâtrale de Florent. Même lorsqu'il se contente de parler en dormant, il le fait avec emphase. Il s'étonne ensuite que cela me réveille « malgré mes boules Quiès » et conclut que je suis « spécialement sensible ». Pour concilier l'exigence de Florent (dormir avec sa femme) et la mienne (dormir tout court), j'ai la solution : les somnifères.

Maintenant, les cris nocturnes de Florent atteignent ma conscience à travers un épais brouillard. Le problème est qu'au matin, le brouillard tarde à se dissiper. Migraineuse ou comateuse sont mes deux options pour commencer une journée. Florent ne voit qu'une chose : il s'éveille aux côtés de sa moitié, après s'être endormi « en cuillère », comme il aime. Il ne sait pas que l'ombre d'une moitié, ça ne fait plus grand-chose. En me réclamant sa cuillère, j'ai la sensation qu'il me plante un couteau dans le dos. Mais ce doit être pour le bien du couple...

10

L'acupuncteur aveugle

Je viens de parcourir cent kilomètres dans le but de rencontrer un acupuncteur « incroyable » qui, d'après une amie, a guéri un migraineux souffrant « atrocement » depuis de « longues années ». Et, comme pour mieux me convaincre, elle a précisé :

– En plus, il est aveugle.

– Ah, et ça lui donne un don particulier ?

– Oui, il ressent mieux les choses.

Ne voulant pas faire preuve de mauvaise foi, devant tant de sollicitude, je me garde bien de préciser que de nombreux acupuncteurs voyants m'ont également été chaleureusement recommandés, sans succès. La cécité semble être un plus pour exercer l'acupuncture. Pourquoi pas ? Je ne demande qu'à voir...

L'acupuncteur aveugle me conduit dans son cabinet avec la douceur du dalaï-lama guidant ses disciples dans la montagne. Je suis l'handicapée. Musique douce en fond sonore. Il me demande de rester debout, bien droite, sans bouger. Il suit ma colonne vertébrale de ses pouces, puis tourne doucement autour de moi, tel un visiteur du musée d'Orsay autour d'une statue intrigante. Que regarde-t-il puisqu'il ne me voit pas ? Tiens, une mouche a dû passer dans les environs car il a un mouvement brusque du bras pour la chasser. Même mouvement de l'autre bras, puis le ballet des bras reprend après qu'il s'est déplacé derrière moi. Je tourne la tête pour chercher les mouches. Dois-je aller acheter un insecticide ?

– Ne bougez pas. Je recentre votre champ d'énergie qui est complètement décalé.

Et personne ne me l'a jamais dit ! Je me balade avec un champ d'énergie de travers et cela passe inaperçu !

– Votre champ ne vous protège plus. Vous êtes une éponge à émotions. Vos maux de tête sont bien compréhensibles car vous absorbez toutes les ondes négatives vous entourant.

J'avoue : je suis émotive. Plus que la moyenne ? Je ne sais pas. La migraine serait-elle une punition destinée aux émotifs ? Dans ce cas, pourquoi les artistes, réputés sensibles et émotifs, ne sont-ils pas tous migraineux ?

L'acupuncteur me replace donc au centre de ma bulle de protection, ce qui devrait me permettre de rester zen la prochaine fois que je me ferai klaxonner dans un embouteillage.

En attendant, je me retrouve allongée, piquée d'aiguilles, telle une orange de Noël perforée de clous de girofle.

Une heure trente de route plus tard, j'atteins enfin mon petit chez moi avec les épaules en béton et la tête en plomb. Heureusement, je possède le médicament-miracle : un Triptan.

11

Les Triptan

Pour les migraineux, une nouvelle ère débuta en 1998, avec l'arrivée du premier des Triptan. Ce n'est pas la pilule du bonheur, mais presque. Comment qualifier un comprimé qui vous arrache de l'enfer sept fois sur dix ? Pour rester optimiste, on ne lui reprochera pas les trois autres fois où il déclare forfait, la migraine plantant le drapeau de la victoire dans votre crâne durant deux longs jours et deux longues nuits. Les Triptan ont gagné le maillot jaune des antimigraineux.

Rien n'est plus efficace. Ni un voyage à Lourdes, ni un amoureux. Ayant peu d'effets secondaires à court terme, ce médicament a cependant suscité la méfiance des médecins et des pharmaciens quant à ses inconvénients potentiels à long terme. « Votre cerveau va se bloquer si vous en consommez trop. » Cette phrase, assenée par un pharmacien, me fit entrevoir mon avenir proche dans un asile psychiatrique, errant au milieu d'un parc bien tondu et parsemé de gentilles infirmières. Mais la douleur est plus forte que la peur, la raison et les bonnes intentions. Tant pis si je perds la tête avant la cinquantaine. De toute façon, sans Triptan, je n'ai pas toute ma tête à trente-cinq ans.

Le souvenir de mon premier comprimé (en février 1998) est aussi vivace dans mon esprit que celui de mon premier baiser (date plus lointaine, en colonie de vacances, sous un ciel étoilé). J'avais un couteau planté derrière l'œil droit. Dans ma main droite, un Triptan ; dans la gauche, la notice du médicament. J'ai parcouru les « effets indésirables » : vertiges, somnolence, sensation d'oppression au niveau de la gorge et de la poitrine, augmentation de la pression artérielle. Tout cela m'aurait peut-être impressionnée en d'autres circonstances. Mais si ce comprimé avait vraiment le pouvoir de me guérir, j'étais prête à risquer la crise cardiaque. Après l'avoir avalé, je me suis étendue dans le noir en priant le dieu des migraineux, s'il existe, de me compter parmi les bienheureux soulagés par les Triptan. Ce jour-là, Dieu avait apparemment quelques minutes à m'accorder. Au bout de quinze minutes, une main invisible retira doucement le couteau. Alors que j'aurais dû être une loque au fond de mon lit, je me sentais légère, et bien vivante.

À l'arrivée des Triptan sur le marché français, les médecins les « offraient » à leurs patients comme une console de jeu vidéo à un enfant : avec la promesse de ne pas en abuser. Mais, enthousiasmés par les résultats, les malades ont réclamé une rallonge, avec pour argument que les Anglais, ayant disposé de ce traitement avant nous, ne présentaient aucun trouble, du moins lié aux

Triptan. Nous autres, migraineux français, remercions au passage les chercheurs anglais qui ont mis au point cette molécule, et nous les encourageons à poursuivre leurs efforts.

Les médecins d'aujourd'hui ne tapent plus sur les doigts des patients comme s'il s'agissait d'élèves ignares. Ils prennent en compte leur douleur et tentent d'améliorer leur qualité de vie.

Les Chinois pensent qu'un bon médecin donne peu de médicaments. Devant la migraine, les bons médecins aimeraient pouvoir prescrire quelques tisanes et du repos, mais ils commencent à saisir la ténacité de l'ennemi.

Malheureusement, chaque catégorie professionnelle possède ses brebis galeuses. Comme ce médecin, consulté à l'âge de dix-sept ans, qui s'était voulu rassurant en m'assenant : « Inutile de soigner vos migraines ; elles disparaîtront d'elles-mêmes à la ménopause. » J'étais ressortie en me disant qu'une trentaine d'années à attendre, ce n'était pas si... Non, c'était trop long !

À vingt ans, ma route a croisé un médecin beaucoup plus optimiste. Un peu trop même : il avait sorti un petit tube d'homéopathie en m'assurant que tous les maux de tête disparaîtraient en deux semaines. Puis il avait déposé un second tube en affirmant : « Pour la greffe de peau ratée sur votre jambe, vous prendrez ces granules ce soir et votre cicatrice aura disparu dans huit jours. » Une cicatrice de la taille d'un blinis que je portais depuis déjà six ans !! J'ai avalé les tubes et la couleuvre. Cicatrice et migraines sont restées avec moi.

12

L'hyperactif et la migraineuse

Je viens d'accompagner mon fils dans le monde agité d'une école primaire pour qu'il puisse, plus tard, faire comme papa : participer au bon déroulement de la machine sociale. Je m'écroule sur le canapé et mes yeux se ferment comme ceux des poupées. Ce matin, ma contribution à la paix sociale se limitera à ne pas encombrer les trottoirs, ne pas polluer les rues, ne pas acheter de vêtements fabriqués par des enfants et ne pas gaspiller d'eau (la vaisselle attendra). Le sommeil m'envahit en même temps que la douce sensation d'être utile à la planète.

Ne rien faire, c'est déjà trop en faire. La preuve : au réveil de ce petit somme, une migraine carabinée me tombe dessus. Pourtant, je connais la règle du migraineux : ne jamais dormir en journée si la migraine est absente. Vicieuse comme elle est, elle profite toujours des siestes pour tourner en rond comme un chat avant de s'installer tranquillement pour un bon moment. Mais la différence entre dormir et s'endormir est... la volonté. Cette règle est facilement applicable, à condition de pouvoir en respecter une autre : faire des nuits linéaires de neuf heures. Traduction : ne pas être réveillée à deux heures du matin par un hystérique chassant le serpent à coups de pantoufle.

Ai-je raison de vouloir faire chambre à part comme ces vieux couples dont c'est l'unique alternative au meurtre conjugal ? En vérité, ma quête d'absolu ne peut se résoudre à cette solution qui n'en est pas une. Ce serait comme prendre un comprimé contre le mal de ventre, dont l'effet secondaire engendrerait des prurits sur les bras. Les camoufler avec le plus beau des chemisiers n'éviterait pas les démangeaisons. Il est aisé d'extrapoler les conséquences néfastes d'une séparation nocturne. La séparation de corps (même endormis) entraînerait une séparation d'esprits (réveillés et rancuniers). Nous empruntons la première impasse du couple mixte « migraineux/non-migraineux ».

Pourtant, bien utilisées, les migraines seraient plutôt aphrodisiaques. De tendres câlins en début de crise remplacent parfois avantageusement une aspirine. Florent a très vite intégré ce concept. Il réagit au quart de tour lorsque je lance négligemment :

– Un mal de tête arrive, j'ai besoin de me détendre.

Un sourire illumine alors son visage :

– Mais un mari dévoué ferait tout pour sa femme. Ce soir on...

– Pas ce soir, chéri... mais là, maintenant, tout de suite !

À quoi reonnaît-on un mari de migraineuse qui vient de faire l'amour ? Il ne demande pas : « Alors, c'était bien ? » mais : « Alors, c'est passé ? »

Il paraît que la première question amène souvent les femmes à mentir. Pour la seconde, j'avoue mentir pour la même raison : ça lui fait tellement plaisir d'être le plus fort...

Du point de vue de nos amis, nous sommes un couple bien assorti. Mais derrière la devanture du couple Harry et Sally, il y a le couple Depardieu/Pierre Richard : l'hyperactif et celui qui suit péniblement. Mon mari-Depardieu aime le grandiose. Sa vie est un manège et il réclame le grand huit tous les jours. De mon côté, le manège quotidien serait plutôt le train fantôme. Le grand huit me donne mal au cœur. J'accepte pourtant de faire des loopings pour accompagner Florent. Il ne remarque jamais ma pâleur. Pourquoi serais-je malade ? Le grand huit, c'est génial ! Je DOIS aimer ça ! Il me rappelle ma grand-mère qui m'obligeait à ajouter du lait dans mon thé car « c'est bien meilleur comme ça ».

Florent est un bourreau : il me contraint à me distraire, il m'oblige à profiter de la vie ! Et si moi, j'aime ne pas m'amuser ?

J'admets : être tyrannisée de la sorte ne me déplaît pas. Malheureusement, pour un migraineux, tout se paye. Résultat : après avoir fait la fête, c'est ma tête qui semble s'éclater. Si une journée passée avec lui me coûte cher, imaginez ce que donne une semaine de vacances !

Il y a une dizaine d'années, nous avons découvert l'île de la Réunion. Il m'a littéralement hissée à trois mille mètres d'altitude au pas de course, avant de me faire plonger dans les profondeurs de l'océan Indien. Un jour qu'aucune randonnée n'avait été prévue, je pensais innocemment faire la grasse matinée.

– Debout ! Il est six heures, c'est le meilleur moment pour une séance photo.

– Tu sais, le soleil est présent toute la journée. La lumière dorée du soir, tu connais ?

– Oui, mais celle du matin est spéciale et je ne veux pas la rater !

Je répondrais bien qu'il n'y a pas que la lumière qui est spéciale, mais ça risquerait d'assombrir la journée.

Retour en France. Après dix heures de vol, un taxi nous ramène à la maison. Je soupire d'aise à l'idée de poser mes valises et m'écrouler sur notre lit pour me remettre du navet cinématographique ingurgité quelques heures auparavant. C'est alors que Florent bondit de son siège :

– Si on allait au cinéma ?

– C'est une idée. Demain, on se renseignera sur les films.

– Non, maintenant.

– Je ne me vois pas ressortir après avoir posé mes fesses sur le canapé.

– Inutile de passer par l'appartement, on y va directement !

– Et les valises ?

– C'est pas un problème.

C'est justement le problème avec lui : rien n'est un problème. Voilà comment on s'est retrouvés, en pleine période d'attentats parisiens, à la caisse d'un cinéma, portant chacun deux énormes valises. Je ne savais pas où me mettre. Et surtout, dans la salle, on ne savait pas où mettre les valises. Le film fut bon. Florent exulta.

– Alors, c'était sympa ?

Il voulait m'entendre dire : « Tu as eu raison de me forcer. » Oui, c'était sympa. Mais était-ce nécessaire ? Le casque d'épines qui m'enserrait alors le crâne me donna la réponse : c'était la goutte d'eau fatidique, le petit plaisir en trop. S'amuser, oui, mais à dose homéopathique.

Pas rigolote, moi ? Non, ce sont les migraines, les rabat-joie. Ne surtout pas faire d'amalgame. Florent a fait l'amalgame dès notre rencontre.

De mon côté, il ne m'est jamais venu à l'esprit de l'accuser pour ses crises de somnambulisme. Il est bien connu que les cauchemars sont totalement indépendants de l'inconscient...

Sa rengaine doudou : « Je vais bien, tu vas mal. » Le mâle va bien. Le mâle est rassuré. Le mâle peut ainsi jouer son rôle de protecteur. C'est un leader, capable de sauver le monde en vingt-quatre heures. Aussi, quelques petites migraines ne devraient pas poser de difficultés à ce baroudeur des villes, ce fauve civilisé, venant à bout de tous ses projets, quelle que soit la montagne à abattre.

Moi aussi, je suis têtue. Je me suis battue contre les migraines pour achever mes études universitaires. J'ai gagné. Ensuite, je me suis construit une vie familiale et professionnelle. Aujourd'hui, ce bel édifice s'effrite peu à peu

L'amitié reste le domaine où je progresse dans le bon sens. Il faut dire que je suis partie de bien bas...

13

L'étudiante à la tête bien pleine

Pour ce qui est d'évoquer les migraines avec mes amis, j'ai longtemps adopté la technique de l'autruche. Elle m'a été très utile durant ma période universitaire.

Comme chacun le sait, un étudiant est toujours joyeux, prêt à faire la fête et à rire nerveusement pour oublier le stress des examens arrivant toujours trop vite. Dans cette belle pièce de théâtre, j'ai endossé le costume de l'étudiante insouciante, apparaissant par intermittence. J'arrivais en seconde partie de journée avec un éclat de rire et une explication furtive : « Ce matin, je me la suis coulée douce. » En réalité, la seule chose qui avait coulé était la lave entre mes neurones, les brûlant, les phagocytant, afin de prendre leur place et transformer ma tête en chambre magmatique. Je sentais presque la fumée sortir de mon crâne comme d'un barbecue mal maîtrisé (sans l'odeur des saucisses). Je m'imaginais alors verser un grand pichet d'eau glacée directement dans le cratère, ce qui aurait provoqué un énorme « Pschiiiiiit » me ravissant autant qu'un spectacle de fin d'année pour une mère.

Après une matinée volcanique, mon cerveau se mettait en position automatique. J'offrais donc un sourire de circonstance. C'est-à-dire le sourire énigmatique de la *Joconde*, qui a l'avantage de pouvoir être traduit par : « Je fais ce que je veux et reste sereine. » Même si, en réalité, il signifie : « Je ne peux pas afficher un vrai sourire tellement je suis épuisée. »

La *Joconde*, voilà une femme que personne ne connaît et au sujet de laquelle de nombreux hommes se sont posé plus de questions qu'à propos de leur propre femme ! Doit-on rester assise, le regard vague, le sourire limite inquiétant pour que notre mari finisse par lancer la phrase tant attendue : « À quoi tu penses ? » Je déconseille cette expérience pendant une retransmission de match de foot sous risque de fortes crampes faciales.

Et si la *Joconde* était migraineuse ?

« Certainement pas, me diriez-vous, voyez cet air serein, ce regard posé... »

Mais peut-être reflètent-ils un mélange de fatigue due à la migraine de la veille, et de soulagement d'en être sortie.

À l'université, j'ai beaucoup joué à la *Joconde*, tant que la crise était supportable. Puis, à l'abri des regards, le tableau se transformait en *Radeau de la Méduse*.

14

Un échec cuisant

Mon souvenir universitaire le plus cuisant (au sens propre du terme) remonte à un oral comptant pour l'obtention de la maîtrise.

L'enseignant, venant de perdre un de ses parents, n'avait organisé aucun planning quant à l'ordre de passage des étudiants. Il arriva en retard, un peu abattu. Du coup, tout le monde voulant passer le plus tôt possible, un sit-in s'organisa.

À midi, personne n'osa s'absenter pour déjeuner, de peur de perdre son tour. Résultat : tout le monde révisa, se stressant mutuellement et pressant de questions chaque candidat livide sortant de la salle de torture. Les heures se succédèrent. Des heures durant lesquelles mon cerveau se dissolvait lentement sous la douleur montante, malgré les nombreux médicaments ingurgités discrètement.

Vers dix-sept heures, après neuf heures d'attente dans le brouhaha, les courants d'air et le stress, je me résignai. Une pensée m'obsédait : rentrer chez moi et me plonger la tête dans le congélateur. Je fis part à mes compagnons d'épreuve de mon abandon pour cause de migraine. Il ne restait qu'une personne avant mon tour. Il s'agissait de David, mon meilleur ami. Il proposa de me céder sa place. Je remerciai.

Me voilà donc, progressant dans le couloir, vers cette porte derrière laquelle j'allais devoir réfléchir. L'inutilité de mon acte ne me traversa pas l'esprit pour la simple raison qu'aucune pensée n'arrivait à forcer le casque de plomb enveloppant mon cerveau.

L'enseignant demanda mon nom et ce fut la panique intérieure. Je finis par trouver (en temps normal, j'aurais ri en expliquant que j'étais heureuse d'avoir bien répondu à la première question, comme dans la blague de Toto qui passe le bac, mais là, l'humeur n'y était pas vraiment...). Je tirai un sujet au hasard et m'installai au fond de la salle afin de préparer mon exposé en vingt minutes. Le temps passa sans que la moindre notion intelligible ne sortît des méandres encombrés de ma tête pastèque.

On me demanda si j'étais prête, j'acquiesçai. Que répond un condamné à mort dans ce cas-là ? « Non, non, pas aujourd'hui, je ne suis pas en forme » ? Je ne saurais dire si je restai assise une minute ou une heure. Je me retrouvai devant un tableau, face au professeur. Il me lança plusieurs questions. Je m'entendis exposer des concepts que je ne maîtrisais pas. Mieux vaut des mots plutôt que le silence (avec le recul, je dirais : « Mieux vaut le silence que mes élucubrations du jour. »). Calmement, il posa d'autres questions, plus simples. Du moins c'est ce qui me sembla, car j'étais loin. Loin de mon corps. Dans le silence, je distinguais ses lèvres remuer. Soudain, l'enseignant sembla s'adresser à moi dans une langue étrangère. Le monde tournait au ralenti, comme lors d'un accident de voiture de quelques secondes qui semblent des minutes.

Temps suspendu. Mon regard se perdit du côté de la fenêtre. Dans un ciel bleu, des nuages blancs comme la pureté et légers comme la liberté m'hypnotisèrent.

Fuir ce mal absolu qui me télécommandait, m'échapper et devenir un petit nuage laiteux.

Retour sur terre. J'étais une enclume. L'enclume aligna quelques mots qui, avec un peu de chance, devaient constituer une phrase cohérente. Le professeur ne réalisa pas l'exploit car il pensait avoir affaire à une jeune fille et non une enclume. Aussi, il ne s'étonna pas des énormités qu'une étudiante, sûrement demeurée, lui assenait.

Il était lui aussi dans son monde, de deuil celui-là. Douleur du corps contre douleur de l'esprit.

Pour clore cette tragédie ridicule, il tenta gentiment une dernière question à laquelle un enfant de six ans aurait répondu : « Trop fastoche ! » Ma bouche énonça alors une telle énormité que mon ersatz de cerveau se demanda si je devais rire ou pleurer. Ce qui me maintint dans un état totalement amorphe.

L'enseignant ne fit aucun commentaire. Nous nous étions croisés sans nous voir.

Une fois sortie, je réalisai que, durant mon interrogatoire, David était à trois mètres de moi en train de préparer son propre exposé. Je l'avais totalement oublié.

Une demi-heure plus tard, lorsqu'il sortit à son tour, il s'exclama : « Je t'ai fait des signes, mais tu ne me voyais pas. C'est dingue, je n'ai jamais vu personne perdre ses moyens à ce point-là ! C'est fou ce que le trac peut faire ! »

C'était assurément la pression qui avait poussé ce mal de tête à son paroxysme. Cependant, ce n'était pas le trac lui-même, mais ses conséquences, qui m'avaient pénalisée.

Si le trac avait engendré chez moi des boutons ou des maux de ventre, cela n'aurait pas encombré mon cerveau, autrement dit mon outil de travail.

Échangerais migraines contre eczéma chronique.

15

Amitié en cours

Cependant, je voulais voir le bon côté des choses. L'oral avait été un fiasco, mais David avait eu droit à une belle démonstration de l'annihilation de ma personne par cette chose invisible.

Cela m'évitait de longues explications. Je persistai donc à faire l'autruche, pensant vivre dans le meilleur des mondes.

Ma dernière année universitaire fut consacrée à la préparation du concours du C.A.P.E.S. J'avais rencontré Florent trois ans auparavant. Il achevait ses études de journaliste à Paris, ce qui me permettait, loin de lui, de me consacrer entièrement au concours.

David suivait le même cursus et nous étions enchantés de passer une nouvelle année côte à côte.

Ambiance d'excitation et de stress précédant un concours.

David avait une petite amie et j'étais très heureuse pour lui. Pour câliner sa dulcinée, il manquait de nombreux cours. Je prenais des notes pour lui, à charge de revanche lorsque j'avais une migraine.

Les points communs de nos occupations extra-universitaires étaient le lit et l'obscurité. Malheureusement, il n'y en avait pas d'autres.

Un après-midi, nous eûmes tous les deux la même envie urgente de retrouver nos lits respectifs, bien que l'objectif fût différent.

– Delphine, tu peux rester en cours ? Je dois la retrouver chez elle.

– Désolée, ce n'est vraiment pas possible, je sens une migraine qui arrive. Je dois rentrer.

Silence renfrogné. David était déçu, mais il devait certainement comprendre que je n'avais pas le choix.

Le lendemain, le même silence accusateur. Avais-je prononcé une parole blessante ? Je questionnai. La réponse fusa :

– Tu es souvent absente !

– Toi aussi !

– Oui, mais moi, c'est pour voir ma copine.

Que répondre à cela ? Les migraines n'étaient donc pas une excuse valable pour s'absenter. On aurait compris que je ne sois pas sérieuse si j'avais batifolé allègrement pendant que d'autres prenaient les cours pour moi, mais rester au lit avec de la glace sur le front, c'était vraiment perdre son temps...

Je ne pouvais pas croire qu'il n'avait toujours pas saisi la vraie nature d'une migraine. D'autant qu'il m'avait observée en pleine crise, lors de l'oral raté.

Un mur se dressa entre nous. Je devais tester son degré d'empathie.

Un matin, je tentai maladroitement d'aborder le sujet :

– Ce qui me stresse le plus dans ce concours, c'est d'avoir une migraine le jour de l'oral.

– Ah bon ?! Pourtant, tu en as souvent, tu dois être habituée.

J'en restai coite.

La main gauche d'un homme est tranchée d'un coup de hache. Il hurle. Son bourreau s'étonne : « Pourquoi cries-tu ? Hier je t'ai coupé la main droite, alors tu devrais être habitué ! »

Je décidai de changer mon fusil d'épaule. Non pas pour mieux viser et descendre tout individu ne compatissant pas à mon sort, mais pour apprendre à communiquer.

L'autruche releva la tête, avec l'intention d'attirer les regards... avant de s'apercevoir qu'elle ne savait pas voler : trop lourde.

J'étais trop lourde pour parler. Tête trop lourde, cœur trop lourd.

Une aide me devenait nécessaire.

À vingt-quatre ans, je découvris la planète psy.

16

La psy

Venant de décrocher le concours, j'avais enfin le temps de dorloter mon « moi ».

– Vous êtes ici pour quoi ?

– Pour apprendre à parler de mes migraines.

L'idée qu'une psychothérapie puisse anéantir les maux de tête me semblait aussi vraisemblable qu'Amanda Lear devenant bonne sœur.

Cette spécialiste me confirma d'ailleurs qu'une thérapie ne fait pas disparaître les migraines mais aide à vivre avec. Chouette. De nombreuses femmes voient un psy (ou consultent une voyante, ou même conversent avec Dieu) afin d'avoir la force de supporter leur mari encore quelques années, en attendant que les enfants grandissent. Moi, je devais accepter ces maux de tête. On ne peut pas nier son destin. Migraineuse tu es née, migraineuse tu resteras.

Les migraines sont comme la couleur des cheveux : déterminées génétiquement. La différence est qu'il existe des teintures pour modifier une chevelure trop terne, mais aucun spray pour apaiser un cerveau surchauffé. Lorsqu'une amie décide de changer de couleur de cheveux, je ne lui réponds pas : « Tu devrais plutôt voir un psy pour accepter ta couleur naturelle ! » Florent m'a encouragée à consulter un « professionnel » dans le but de changer de cerveau. Il aurait été plus facile pour lui de prendre une nouvelle copine, mais je me suis bien gardée de lui souffler cette mauvaise idée.

La psy lança quelques questions que l'on pourrait résumer par : « Parlez-moi de votre mère. »

Elle constata rapidement que ma personnalité était très différente de celle de mes parents, bien que nous ayons tous les trois un point commun : les migraines.

J'avais donc des migraines pour maintenir un lien avec mes parents, eux-mêmes migraineux. J'étais depuis cinq minutes dans le monde psy et j'avais déjà droit à un cliché !

Autre affirmation de la praticienne : je gardais le silence à propos de mes maux de tête par imitation puisque mes parents avaient toujours vécu leurs propres migraines sans se plaindre, comme si c'était dans l'ordre des choses. Un point pour la psy, bien que je n'apprenais rien de ce côté.

Par contre, elle m'intrigua lorsqu'elle avança une hypothèse à laquelle je n'avais pas pensé : pour mes premières tentatives de communication auprès de mon entourage, j'aurais choisi intentionnellement des amis peu empathiques afin de me conforter dans l'idée qu'il est inutile d'évoquer ce problème. Waouh ! J'étais maligne ! Ou plutôt, devrais-je dire : je n'étais vraiment pas maligne.

La psy me taxa « d'hypercérébrale », ce qui semblait être un gros défaut, et m'encouragea à écouter davantage mon corps (mon quoi ?). Elle m'interrogea sur ce qui me relaxait. Réponse claire : nager, prendre une douche chaude, faire l'amour. Prescription à volonté de ces activités. Florent, qui venait juste d'emménager chez moi, a adoré ma psy.

Dès la seconde séance, la thérapeute me proposa d'intégrer un groupe de femmes ayant vécu ou vivant encore une maladie grave, tel un cancer ou une leucémie.

– Mais... jamais je ne pourrais exposer mes migraines devant des femmes qui ont une maladie mortelle !

– On ne parle pas de la maladie, mais de ses conséquences sur la relation aux autres. Votre point commun est de vivre seule une maladie avec un entourage sans compassion.

Je rejoignais donc ce groupe et écoutais des histoires de couples en péril. Pour ma part, je situais mon problème au niveau de mes rapports amicaux, tout en encensant mon mari.

Après neuf mois de réunions hebdomadaires, j'avais tout bien compris et appliquais les acquis... à ma manière. La psy me poussait à parler des migraines avec mes amis. Cela pour ne pas me racornir, me dessécher. Je fis quelques tentatives du bout des lèvres. Lorsque l'information n'était pas assimilée, la sentence tombait :

le coupable était définitivement rayé de mon carnet d'adresses. Ce fut une période de grand ménage. Seule, plutôt que mal accompagnée. Je ne suis pas certaine que c'était le message de la psychothérapeute, mais ce fut ma réponse.

17

La bonne étoile

Il faut donner un sens à tout ça. Ne pas souffrir pour rien. Je m'accroche à l'idée, peut-être absurde, que la migraine est le prix à payer pour ma bonne étoile. Je suis une migraineuse chanceuse. Toutes ces migraines et toute cette chance cachent quelque chose. C'est la lutte du bien contre le mal. Une lutte dans laquelle je n'ai aucune influence. J'en subis juste les conséquences. Florent m'affirme qu'il ne s'agit pas de hasard mais de ma volonté d'aller au bout des choses. Pourtant, un jour, ma bonne étoile s'est manifestée de manière éclatante, alors que je n'avais rien fait. En effet, sans elle, je n'aurais pas réussi le C.A.P.E.S. pourtant si durement préparé.

Les épreuves écrites s'enchaînent sur deux jours. Le premier jour, il y a huit heures d'examen dans une pièce surchauffée, éclairée aux néons (l'éclairage le plus agressif pour un migraineux) et, évidemment, tout cela saupoudré de stress. Je savais très bien que la journée s'achèverait par une belle migraine. Je n'ai pas été déçue ! La douleur m'a tenue éveillée toute la nuit, malgré les antalgiques et somnifères avalés.

Le lendemain, j'avais le sentiment que mon corps n'était qu'un gigantesque bleu. J'étais incapable de réfléchir ; pour moi, tout était fini. Une année de travail fichue à cause d'une migraine. Ce qui me désespérait le plus était de me dire que ce même scénario pouvait recommencer chaque année. J'ai tout de même voulu faire acte de présence. Je me suis donc rendue sur les lieux. Un copain très énervé m'a alors sauté dessus en m'expliquant que la veille, une surveillante avait commencé à distribuer le sujet d'aujourd'hui par distraction. Lorsqu'un élève a remarqué que ce n'était pas la bonne matière, la surveillante a tout remballé, mais a dû en référer au rectorat qui a décidé de reporter l'épreuve, afin de préparer un nouveau sujet. J'étais tellement soulagée que je me suis effondrée en larmes. Les autres me regardaient bizarrement. Ils devaient se dire : « Elle est drôlement déçue ! » Du coup, cet examen a été reporté d'un mois et j'ai pu le passer sans migraine. Cette surveillante n'a jamais su que son étourderie avait dégagé la route vers ma carrière d'enseignante. Ma bonne étoile a, semble-t-il, voulu me récompenser pour toutes ces soirées passées à rentrer des informations dans une tête déjà encombrée.

18

Dr Jekyll et Mr. Hyde

Aujourd'hui, j'ai trente-cinq ans. Il est seize heures trente et le soleil brille. Ce dernier point m'agace profondément.

À la sortie des classes, les autres mères de famille retrouvent leurs enfants et discutent joyeusement entre elles. Certaines se demandent sûrement pourquoi, en ce mois de novembre, je porte de larges lunettes de soleil.

Mon but n'est pas d'imiter les stars de cinéma qui se cachent afin de mieux se faire remarquer, mais de me soustraire aux rayons lumineux me transperçant les yeux comme des flèches.

Les lunettes noires me donnent un air digne, calme, voire hautain. En réalité, j'avance au radar, les yeux à moitié fermés et le cerveau endolori et endormi par les nombreux antalgiques inutilement ingurgités.

L'institutrice me harponne : « Alex s'intéresse à beaucoup de choses, mais pose trop de questions. Et il doit attendre son tour pour poser une question. » Je souris poliment, lance un laconique « Très bien », et je m'éloigne, entraînant Alex, apparemment satisfait que la discussion ne s'éternise pas.

L'institutrice doit me prendre pour une mère indigne ne s'intéressant pas à la vie scolaire de son fils, ou pire, pour une snob méprisant les enseignants. La migraine donne mauvaise réputation.

Je me traîne ensuite élégamment chez moi, envoyant régulièrement un demi-sourire et un « hum » à Alex me détaillant sa journée avec enthousiasme.

À la maison, son goûter l'attend sur la table : bol de lait, cuillère et céréales. Si les céréales ne sont pas déjà dans le bol, il ne s'agit pas d'un oubli, mais de perfectionnisme : versées trop tôt dans le lait, elles ramollissent. Pour un enfant, des céréales molles, c'est comme un bifteck cuit à l'eau. Quelle bonne mère je fais ! La vérité est qu'une migraineuse désirant la paix doit s'organiser. Une fois la porte d'entrée refermée, je disparais dans ma chambre tandis que mon fils goûte et s'occupe seul. Fils de migraineuse, c'est un métier ! Cela demande de l'indépendance, de la compréhension...

– Maman, tu peux me défaire ces deux morceaux de Lego ? Ils sont trop serrés et je n'y arrive pas.

– Il faudrait un couteau fin.

– Je vais en chercher un...

– Non !

Un point rapide sur la situation : je suis allongée dans le noir et j'ai le choix entre aller chercher moi-même l'ustensile adéquat pour l'opération chirurgicale des Lego, ou bien laisser mon fils trouver le couteau au risque de sa vie. L'image de Florent me traitant d'inconsciente me donne le courage de me lever. Deux minutes me sont nécessaires pour me remettre de l'effort.

– Maman, il me manque aussi une petite pièce grise. Tu peux m'aider à la retrouver ?

– Tu as cherché ?

– Non, mais toi, tu retrouves les choses plus vite que moi.

– Surtout si tu ne cherches pas.

– Mais à deux, ça ira plus vite.

– Alex, je suis fatiguée. Je déboîte tes deux Lego, et pour la pièce, on verra plus tard.

– Mais sans elle, je ne peux pas construire Kohrak-Kal !

– C'est quoi, ce truc ?

– Un bionicle.

Ces bêtes-robots en kit le passionnent alors que les Playmobil achetés et offerts avec nostalgie l'intéressent autant qu'une poupée.

Les deux Lego sont maintenant séparés. Mission accomplie.

J'esquisse un pas vers ma chambre, bulle sensorielle me coupant de toute agression lumineuse ou sonore.

– Maman, c'est IMPORTANT !

– Alex, je suis FATIGUÉE !

Suis-je en droit d'attendre de l'empathie de sa part et de réclamer le silence lorsqu'une crise est présente ? Faut-il rester avec lui en prenant le risque d'être irritable, ou bien lui annoncer régulièrement : « Je suis fatiguée » ? Le mot « migraine » peut-il l'angoisser ? Je veux être une maman « normale », c'est-à-dire présente pour son enfant. Mais il m'est impossible de garder mon calme lorsqu'il chante à tue-tête dans mon cerveau endolori. Et pourquoi est-il pénible justement les jours de migraines ? Ou bien, est-ce seulement une impression ? Les enfants ont besoin de stabilité dans les rapports humains ; or, j'ai le sentiment culpabilisant d'être, au gré des maux de tête, Dr Jekyll et Mr. Hyde. Il ne doit pas comprendre mon comportement. Pourquoi maman se cloître-t-elle dans sa chambre, alors qu'hier on s'est bien amusés ? Pourquoi dois-je parler doucement, alors qu'hier on riait bruyamment ?

Je suis incapable de lui expliquer ce handicap qui me bouffe la vie.

Je l'emmènerai donc chez un psy qui prononcera les mots coincés dans ma gorge.

19

Le gros mot

Alex est dans la salle d'attente tandis que la psychologue, spécialiste des enfants, me questionne :

– Quel est le problème d'Alex ?

– En fait, le problème, c'est moi.

– Vos rapports avec votre fils sont difficiles ?

– Spécialement les jours où j'ai une migraine. On dirait qu'il le fait exprès.

– Vous voudriez qu'il soit plus calme lorsque vous lui annoncez que vous avez une migraine ?

– Heu... en fait, je ne lui dis jamais que j'ai une migraine.

Lorsque je travaillais, Alex entendait, chaque soir : « Je suis fatiguée, je vais dormir et me réveillerai pour te faire dîner. En attendant, tu joues tout seul, en silence. » À six ans, mon fils connaît les mots « métaphysique » et « paradoxal » mais pas « migraine ». Ne jamais prononcer ce mot devant lui. C'est un gros mot. Un mot qui risque de l'inquiéter. Pourtant, les expressions « bave de sorcière » ou « vers gluants » l'amusent.

Pourquoi aurait-il peur d'un mot aussi inoffensif que « migraine » ? Grammaticalement, c'est un joli mot. Alex me demanderait certainement s'il s'agit de la moitié d'une graine.

La psy penche légèrement la tête :

– Vous l'amenez chez moi pour que je lui apprenne la télépathie ?

Je suis dans mes petits souliers. Quel est mon souhait ? Non pas que mon fils joue à l'infirmier, mais plutôt au mime Marceau.

Elle m'explique :

– Vous savez, il est tout à fait normal qu'un enfant de six ans stimule, voire provoque sa mère lorsqu'il ne la sent pas réceptive. Il fait cela pour se rassurer, pour vérifier qu'elle est toujours « opérationnelle ». D'autant plus qu'il ne connaît pas le problème des migraines.

Là, elle vient de m'enfoncer involontairement. Je dois avouer l'étendue de mes paradoxes.

– Si, il connaît le problème. Il a déjà fait de violentes crises de migraine que j'ai nommées « forts maux de tête ». Je ne lui ai pas dit que mes « fatigues » étaient également de « forts maux de tête ».

– Pourquoi ?

– Pour ne pas lui donner l'image d'une maman malade.

– Une maman toujours fatiguée sans raison, c'est préférable ?

Elle m'agace d'avoir raison ! En vérité, je suis soulagée car elle va accomplir ce que je n'ose pas faire : rajouter un mot au vocabulaire de mon fils.

Elle fait venir Alex et lui apprend que sa maman a une maladie pas grave mais fatigante. Puis elle lâche : « Ça s'appelle une migraine. » Mon Dieu ! Je paye une femme pour qu'elle apprenne un gros mot à mon fils.

J'observe Alex : il écoute sérieusement et précise solennellement qu'il a compris. La psy explique que lui aussi a des migraines. Ah non, là, elle va trop loin ! Il ne va pas supporter le choc !

Alex sourit comme pour me rassurer. Les enfants sont surprenants.

20

Une affaire de famille

La rencontre avec la psychologue me plonge dans mes souvenirs : je revois Alex lorsqu'il a connu sa première crise de migraine, il y a six mois.

Boursouflé et livide tel un boxeur après un match perdu, il avait hurlé durant une heure en tentant d'écraser le mal de ses petites mains. Assis sur mes genoux, il s'était balancé, tel un sorcier appelant un dieu protecteur.

J'avais pensé : « Voici la preuve que c'est héréditaire puisque je n'ai jamais exprimé mes propres maux de tête devant lui. »

Il m'avait alors copieusement vomi dessus. Exsangue mais soulagé, il s'était ensuite endormi.

Ainsi aspergée d'une mixture malodorante, j'avais regretté la demi-heure perdue à élaborer une bonne soupe de légumes frais. Paradoxalement, un sentiment agréable m'avait envahie.

En effet, ces vomissements signifiaient donc que je n'avais pas à culpabiliser. Pourquoi ? Tout simplement parce que mes migraines n'étant jamais associées à ce phénomène, il n'était pas migraineux pour faire comme maman.

Dans la famille, on apprécie la conjugaison :

Je suis migraineuse (moi),

Tu es migraineux (Alex),

Il et elle sont migraineux (mon père et ma mère),

Nous sommes migraineux (tous ensemble, youpi !),

Vous êtes migraineux (ton accusateur envers les ascendants),

Ils sont migraineux (sept millions de Français).

Il est difficile d'en vouloir à ses parents de ce cadeau empoisonné dont ils sont eux-mêmes les victimes. Il s'agit d'une sorte de malédiction familiale distribuée au hasard. Mon frère et mes deux sœurs ont échappé à la malédiction. Pourquoi ? Je ne crois pas aux vies antérieures pour lesquelles nous devons expier nos péchés. Même dans une vie très lointaine, j'imagine mal mon frère en curé.

Personnellement, je n'ai rien à expier. Mais peut-être est-ce le contraire ? Les migraines seraient là pour compenser une vie trop heureuse, trop chanceuse ? Sans migraine, mon bonheur friserait l'indécence ! Tout le monde n'a pas un mari capable de vous faire passer directement du septième ciel (voyage en avion) au septième art, avant de vous renvoyer au septième ciel, mais cette fois, sans avion.

Poursuivons la description de ma triste existence : un enfant sans maladie grave, des parents toujours en vie et sans gros souci de santé, des amis fidèles, des études réussies, le métier dont je rêvais… et le plus important : pas de chien. J'adore les animaux, mais je déteste les contraintes. Un cochon d'Inde et un lapin, c'est parfait. Le lapin est affectueux. Le cochon d'Inde me donne l'impression d'avoir un mini-mari classique : il émet quelques sons pour réclamer son repas, je le nourris, change sa litière et le caresse. Résultat : aucun signe de reconnaissance, limite de l'agacement lorsque je le tripote trop longtemps. Celui de ma copine est au contraire très affectueux, ce qui contraste d'ailleurs avec son mari. On ne peut pas tout avoir…

Ma vie serait donc trop parfaite et je m'infligerais des migraines pour ne pas susciter la jalousie. Certains jours, je ressors une théorie tout aussi farfelue : le refus de se fondre dans la masse des anonymes. Or, n'ayant pas eu la chance de naître affublée de trois bras, les migraines représentent mon « originalité ». Un jour d'introspection intense, je me suis même demandé si ces maux de tête n'étaient pas le prétexte idéal pour me retrouver « de force » mère au foyer tout en clamant haut et fort être une femme libérée. Mais avoir du jour au lendemain, comme seuls hobbies, la lessive, la cuisine, la vaisselle, le ménage et les allers-retours à l'école sous la pluie avec un enfant fatigué le matin et affamé le soir, finit par vous faire croire aux vies antérieures heureuses avec expiation tardive. J'ai vraiment dû m'amuser, il y a deux ou trois cents ans ! Aujourd'hui, je récolte une double punition : devoir arrêter un travail passionnant et devenir la bonne à tout faire sous prétexte que je reste à la maison à « ne rien faire ». Mon mari ne comprend pas que lutter contre une migraine, ce n'est pas « ne rien faire ».

Secouons encore l'arbre généalogique familial pour en faire tomber les migraineux. Qui se retrouve les fesses par terre ? Mes parents, une cousine germaine de mon père, une tante de mon grand-père maternel...

En somme, mes parents ont appliqué à la lettre l'adage : « Qui se ressemble, s'assemble. »

J'avoue que lors du premier rendez-vous avec mon futur mari, j'ai bêtement oublié de lui chuchoter : « Avant de m'embrasser, dis-moi si toi ou un autre membre de ta famille a des migraines. » Il aurait pu alors m'expliquer que sa sœur était migraineuse et j'aurais fui, pleurant toutes les larmes de mon corps. Aujourd'hui, je ne culpabiliserais pas en regardant Alex vomir et s'écraser la tête sur l'oreiller.

Cependant, il est rassurant de constater que les crises de mon fils s'espacent au fil du temps. En effet, le terrain migraineux se développe différemment selon chaque individu. Un sol fertile peut donner de mauvaises herbes s'il est laissé en friche, ou un beau champ de blé s'il est labouré. J'imagine le futur champ d'Alex plein de grands tournesols... ce sera beau !

Ayant traité le mal dès son apparition (séances d'orthoptie et sommeil réparateur), il semble être sur la bonne voie. Je m'attache également à ne pas évoquer ses migraines comme un problème. En espérant que ce ne sera jamais une véritable contrainte pour lui.

21

Ces hormones qui nous gouvernent

Si la migraine est une affaire de famille, elle est souvent une affaire de femmes. Entre la puberté et aujourd'hui, ma plus grande période sans aucune migraine a été ma grossesse. Avant l'accouchement (moment béni où j'avais le ventre plein et la tête vide), ma gynécologue m'avait prévenue : « Lorsque la grossesse fait disparaître les migraines, il faut savoir qu'elles reviennent après l'accouchement dans 80 % des cas.

– Et les 20 % restants ?

– Dans 10 % des cas, l'amélioration peut se poursuivre, et dans 10 % des cas, il y a aggravation de la situation par rapport à celle connue avant la grossesse.

Je pensais faire partie des 80 %. J'étais trop optimiste.

Le lendemain de mon accouchement, j'avais deux occupations : admirer mon bébé et sonder mon cerveau pour détecter un début de migraine. Rien. Tout allait bien. Trop souvent déçue par le passé, je me donnais une semaine pour confirmer cette bonne impression. Je n'eus pas à attendre jusque-là. Dès le troisième jour, elle me tomba dessus. Plus puissante que jamais. Les mois qui suivirent, elle rattrapa le temps perdu.

Ma gynécologue bidouille donc mon taux d'hormones, espérant trouver l'équilibre idéal qui éloignera les migraines sans me transformer en vache limousine. Il y a quatre ans, nous avons pensé toucher le Saint-Graal : les progestérones prescrites avaient chassé toutes migraines durant trois mois. Le paradis sur terre. Enfin, presque. Ma balance me rappela que tout se paye et, dans ce cas-là, la note était lourde. Très lourde. J'ai donc dû choisir entre les migraines et une prise de poids régulière d'un kilo par semaine. Au début, j'optai sans hésiter pour les kilos. Florent approuva avec enthousiasme. Quelques kilos en trop étaient vraiment un détail comparés à la bonne humeur de sa femme. Mais au bout de douze semaines, le détail devint inquiétant. J'étais une montgolfière, j'enviais les vaches du Limousin. Florent n'aurait eu qu'à me piquer discrètement avec une épingle pour que je fuse loin de lui.

Le traitement fut abandonné avant l'explosion. Je retrouvai donc mes migraines avec une dizaine de kilos en prime. Je me sentais aussi séduisante qu'un éléphant de mer et ma déception s'était transformée en irritabilité.

Aussi, à chaque visite chez ma gynécologue, j'ai l'espoir qu'elle bouleversera ma vie à l'aide de ces quelques molécules qui gouvernent si bien l'existence des femmes. Les migraines apparaissant durant les règles sont les plus terribles. Le corps médical les nomme

« migraines cataméniales ». Je les ai éradiquées en prenant des œstrogènes et de nouvelles progestérones en continu. Je suis une poule aux hormones. La différence avec les vraies poules est que cela ne me rend pas plus tendre. Au grand regret de Florent.

Car si les migraines « cata » ont disparu, d'autres ont pris le relais.

La gynéco s'installe derrière son bureau.

– Alors, comment vont vos migraines ?

– Elles vont très bien. Moi, par contre, j'ai le dynamisme d'une tortue neurasthénique. Et, pour couronner le tout, je n'arrive pas à maigrir à cause des deux comprimés quotidiens de progestérone.

– Au moins, avec ceux-là, vous ne grossissez pas.

– Non, mais j'aimerais...

– Vous avez fait le régime dont nous avons parlé ?

– Heu... Je l'ai suivi durant deux semaines, mais j'ai bien cru que les yeux allaient me sortir de la tête à force d'être constamment affamée.

– Normalement, vous ne devriez pas avoir faim.

– Mon estomac n'était apparemment pas au courant.

– Et vous avez perdu...

– Mon temps.

– Pourtant, je l'ai testé moi-même et j'ai perdu six kilos !

– En prenant des progestérones, je n'y arriverai pas. J'ai tenté de baisser la dose, mais les maux de tête redeviennent plus fréquents.

– Logique.

– Donc ?

– Nous allons administrer les progestérones par une autre voie que l'appareil digestif.

– En gel cutané, comme pour les œstrogènes ?

– Non.

C'est une devinette ? En patch ? En spray ? En aérosol avec parfum d'ambiance ?

– Non, en...

– Pas en piqûre ?!

– En diffusion continue, par un stérilet. Il doit être posé pendant les règles.

– Mais je prends justement ce traitement pour ne plus en avoir... ?!

– Vous l'arrêterez quelques jours avant la pose du stérilet.

– Mais... pourquoi pendant les règles ?

– Afin d'être certaine que vous ne soyez pas enceinte.

– Mais je ne peux pas l'être, puisque je suis sous traitement contraceptif ! Vous me demandez d'arrêter un traitement contraceptif pour être sûre que je ne sois pas enceinte, ce qui me provoquera une belle migraine à cause de la chute du taux hormonal ?!

– Le but est de soigner vos migraines.

Logique.

Je repars donc avec la promesse qu'un beau stérilet m'aidera à maigrir. On peut toujours rêver. Rêver apaise. Or le stress me fait manger, donc le stérilet me coupera la faim.

Logique.

22

Déclarer forfait... au ski

29 décembre.

Le soir de Noël, j'ai eu trois cadeaux : celui de Florent, en métal; celui d'Alex, en papier; et celui de dame nature, en énergie et légèreté.

Trois mois d'homéopathie et six semaines d'acupuncture n'ont pas fait reculer d'un centimètre la ligne « de front » de la migraine. Apparemment, j'ai eu droit à la trêve de Noël.

En cette seconde semaine de vacances, Alex est parti chez ses grands-parents et Florent a repris le travail. Je m'octroie donc quelques jours à la montagne.

Karine, une amie rencontrée il y a deux ans dans un cours de karaté, m'a gentiment invitée à rejoindre son groupe de joyeux fêtards que je ne connais pas encore.

Je pratique le karaté depuis cinq ans. L'alliance de la dépense physique et de l'harmonie des gestes me séduit. Force et sérénité. Mais durant un kata (succession de mouvements de combat contre un adversaire imaginaire), je soupçonne mon inconscient de se défouler contre son propre ennemi invisible. J'évacue cette agressivité dont je ne sais que faire puisque ma colère est dirigée contre l'impalpable.

Durant ces quelques jours, je vais pouvoir me défouler sur la poudreuse.

Le chalet, réservé par la bande, se révèle très agréable. Je suis bien décidée à passer cinq jours à m'amuser, skier, manger des raclettes et raconter des blagues idiotes. Mon excitation est due au temps splendide qui règne autant à l'extérieur qu'à l'intérieur de mon crâne : ciel dégagé, aucun orage en vue.

Karine apparaît, surexcitée :

– Delphine ! C'est génial que tu sois venue !

Être migraineuse possède un avantage : le côté aléatoire de ma venue provoque systématiquement la surprise à mon arrivée. À l'instar des célébrités désertant les plateaux télé, on me chouchoute lorsque je fais l'effort de me déplacer.

Karine m'entraîne dans le séjour.

– Je vous présente Delphine.

Bises à tout le monde. Il y a trois filles, apparemment célibataires, et deux couples. Tout ce petit monde est avenant, enthousiaste et occupé à s'installer.

Une pensée parasite légèrement mon entrain : le chalet comporte seulement deux chambres. Elles sont donc logiquement destinées aux couples. Les cinq célibataires, dont je fais partie, utiliseront le séjour. Il y a deux canapés-lits et des matelas gonflables. Dormir sur un matelas gonflable ne me dérange absolument pas. Le problème est ailleurs : où m'isoler en cas de migraine ?

Bon, je ne suis pas là pour jouer l'autiste mais pour partager quelques jours avec des gens charmants. Au diable les migraines, vive la vie en communauté !

Nous décidons d'emmagasiner les calories avant de les perdre sur les pistes : une joyeuse soirée raclette donne le ton des vacances. Le dessert est entamé lorsqu'une fille enfile sa doudoune. Je m'informe :

– Tu vas où ?

– J'en peux plus. Je vais fumer dehors, même s'il fait moins vingt.

La culpabilité m'envahit. Karine a-t-elle prié les fumeurs de me ménager ? Suis-je censée m'exclamer : « Mais tu vas attraper la mort, fume ici ! » ? Ce qui serait idiot, puisqu'on attrape la mort même en fumant à l'intérieur. Je soupèse ma culpabilité et le risque d'une migraine. La première l'emporte. Je craque :

– Tu peux fumer près d'une fenêtre entrouverte...

Parfois, je me mettrais des gifles ! Je sais très bien que la fumée reviendra à l'intérieur. Et alors que pour l'instant tout va bien, j'aurai une (mal)chance sur deux de me retrouver avec une migraine. La fille retire ses bottes quand ma voisine de table se révolte :

– Ah, non, on ne va pas dormir dans une pièce qui sent le tabac !

Se rappelant soudain qu'elle passe la nuit avec nous, elle remet ses bottes. Je suis soulagée, et satisfaite de constater que les temps changent : les fumeurs eux-mêmes ne supportent plus d'être confinés dans un air vicié. La seule chose fumée dans cette pièce reste donc le jambon de la raclette. Et là, tout le monde est amateur.

Les lits sont ensuite installés dans une ambiance de colonie de vacances. Extinction des feux. « Bonne nuit » échangés dans l'obscurité.

– Au fait, est-ce qu'il y a une somnambule ?

Éclats de rire en guise de réponse. Ouf, je vais dormir paisiblement.

30 décembre, 8 heures du matin.

Des bruits stridents et insupportables proviennent du coin cuisine. Qu'est-ce qui leur prend de faire tout ce vacarme pour préparer du café ! La cacophonie de la batterie de cuisine joue l'apocalypse dans ma tête. Ma tête ! Oh, ma tête ! Cette nuit, la muraille de Chine s'est installée au sein de mon cerveau, séparant le côté gauche, léger, du côté droit, rempli de pointes, de boules de feu et d'enclumes de plusieurs tonnes. Je suis le yin et le yang, le paradis et l'enfer. Ne pas penser à la douleur. Se lever en se concentrant sur le côté gauche, ce vestige de liberté.

La radio a été allumée. Ne pas crier. Respirer doucement. Fuir.

Je me dirige vers la salle de bains, seule pièce inoccupée. De l'eau fraîche sur le front, la nuque... léger soulagement. Je suis un chien errant acculé dans un cul-de-sac par les hommes de la fourrière. La bête voudrait fuir, mais aucune issue ne se présente à elle. Grogner ne modifierait en rien les données. Réfléchir.

Je dois prendre un Triptan, et déjeuner pour accélérer la digestion du comprimé, puis dormir. Mais où ? Je ne peux pas éjecter de sa chambre un couple à moitié habillé.

Préparation mentale : je vais sortir de ma tranchée, chercher les munitions dans le sac de médicaments et m'installer au milieu des cris et bruits radiophoniques, afin d'avaler quelques glucides. Ensuite, je prendrai mon mal en patience et attendrai la désertion du camp pour m'effondrer. Action.

Faire abstraction de l'environnement : échec total. J'ai envie de pleurer, de m'arracher la tête... ou de jeter la radio par la fenêtre.

– Delphine, tu n'as pas l'air en forme ?

Mon pâle sourire faisant office de réponse inquiète Karine.

– Oh, non ! Tu as une migraine ?

Lent acquiescement de ma tête soutenue par mes mains.

– Tu veux qu'on baisse la radio ?

Je murmure, une boule de honte dans la gorge :

– On ne pourrait pas l'éteindre ?

– Bien sûr !

Karine se jette sur la radio, alors qu'une journaliste explique comment bien choisir la dinde du réveillon.

Une de ses amies ironise :

– Tu sais, elle ne parlait pas de toi ; inutile de casser la radio.

Chuchotement de Karine :

– Delphine a une migraine.

Quatre paires d'yeux me surprennent, le croissant levé et la bouche grande ouverte. Regards dubitatifs. Normal. Une malade ne mange pas. Justification :

– Je dois manger pour que les médicaments agissent vite.

Elles se remettent en mouvement. L'explication a dû les satisfaire. J'insiste.

– Je suis désolée pour la radio… Je dormirai pendant que vous skierez, et ce soir, tout ira mieux, je vous le promets.

Karine réplique gentiment :

– On l'espère surtout pour toi.

Les deux couples font irruption, ce qui me rassure : plus vite ils seront prêts, plus vite je me retrouverai seule. Les filles se succèdent à la salle de bains pendant que les couples déjeunent avec une lenteur exaspérante. Je ne sais pas où aller, ni que faire. Où poser ma tête ? Je teste le canapé.

Je suis au supplice. Les raclements de cuillère dans le bol, leurs tintements contre les pots de confiture, la discussion : ces choses habituellement sympathiques me donnent l'impression d'être le cobaye d'un sadique m'ayant ouvert le crâne pour jouer avec mes nerfs, comme un musicien pinçant les cordes d'une harpe. Il faut agir.

Je tente une approche maladroite.

– Est-ce que je peux utiliser une des chambres aujourd'hui ? J'ai besoin de dormir…

Au courant de mon état, ils ne semblent pas choqués de la demande. Bertrand, un grand débonnaire, me lance :

– Pas de problème ! On part pour la journée, tu pourras prendre notre chambre.

– Merci.

Je retourne dans le canapé, au comble de l'angoisse. Je n'ai pas osé dire que j'avais besoin de silence et de noir, maintenant, là, tout de suite, immédiatement !

Je ne tiendrai pas une minute de plus dans cet enfer de lumière cisaillante et de bruit assourdissant. Mes doigts pressent les vaisseaux crâniens comme pour endiguer une hémorragie. L'envie de me rouler en boule, comme un fœtus, est grande. Mais ils vont penser que je joue la comédie pour les inciter à libérer la chambre au plus vite. Je tente de rester digne. Écrasée par l'apocalypse invisible, mais encore assise.

Durant la demi-heure de ballet de vêtements, de corps et de rires, je disparais cinq fois aux toilettes. Assise sur le couvercle abaissé, lumière éteinte, je souffle un peu.

– Tu as besoin de quelque chose ?

– Non, merci.

Je hurlerais bien avoir un besoin vital de silence.

Le chalet finit par se vider. Le silence, enfin. Le bonheur.

Bonheur relatif puisque la locataire de mon cerveau, elle, n'a pas quitté les lieux.

J'extrais du congélateur mon sachet de gel. Je l'avais discrètement déposé la veille, pendant le rangement des courses. La douleur étant trop vive pour dormir, j'avale un somnifère et m'installe dans l'obscurité bienfaitrice d'une chambre.

Ma tête est un confessionnal : deux parties bien distinctes comportant, d'un côté, la douleur, la peine, l'angoisse, et de l'autre, la sérénité, la promesse de jours meilleurs. La douleur tente de puiser auprès de la sérénité la force de tenir encore et encore. La sérénité aimerait aider davantage, mais elle ne peut pas traverser la cloison. Elle se contente de soutenir : « Rappelle-toi hier, lorsque l'orage était loin. Pense à demain, à l'éclaircie... à la renaissance. »

Oui, s'endormir et renaître.

30 décembre, 16 heures.

Renaissance dans la douleur. Déception du parieur ayant perdu toutes ses économies sur un coup de malchance.

Pourquoi est-elle encore là ? Est-ce le hasard, ou bien l'altitude est-elle un facteur à ajouter à la liste noire ?

Le Triptan ne l'a pas vaincue. Le gel est chaud. Je me traîne jusqu'à la cuisine, les mains en visière, non pas pour voir plus loin mais pour atténuer la lumière du jour. Le gel retourne au congélateur et je déverse mon sac de médicaments sur la table.

Que prendre ? Paracétamol ? Aspirine ? Anti-inflammatoire ? Un autre Triptan ? La notice dit ceci : « En cas de soulagement après la première crise, puis réapparition de la douleur dans les vingt-quatre heures, une deuxième dose pourra être prise. » Lors de mes premiers pas sur la planète Triptan, j'avais traduit cette phrase par : « Au cours d'une crise, vous avez droit au maximum à deux comprimés par vingt-quatre heures. » Quelques médecins confirmèrent cette version avant que je tombe sur un Champollion du hiéroglyphe médical, qui éclaira violemment ma lanterne : « Il est écrit *en cas de disparition et de réapparition de la douleur*, c'est-à-dire si vous avez deux crises *distinctes* de migraine au cours des vingt-quatre heures. Un comprimé a été efficace sur la première crise, un second pourra l'être sur la seconde. Mais si la douleur ne disparaît pas après le premier, c'est qu'il ne fonctionne pas sur cette crise et il est alors inutile d'en prendre un autre. » Il est vrai que la phrase prenait ainsi tout son sens. Aujourd'hui, je renonce donc au Triptan.

Je cumule du Propofan, contenant du paracétamol et un anti-inflammatoire, et un sachet d'aspirine. Le temps n'est plus aux simagrées. Les joyeux drilles vont bientôt être de retour, accompagnés par les doux bruits des chaussures de ski, sans parler de leurs échanges surexcités sur le super schuss de l'un ou la chute de l'autre. Il faut être efficace ! Cette migraine doit disparaître dans l'heure qui suit.

Une idée m'obsède depuis le matin. J'enfile mon anorak et mes après-skis (bien que, pour ma part, j'en sois toujours à l'avant-ski).

Dehors, le soleil brille violemment, mais l'air frais est une bénédiction. Ce que je m'apprête à faire sera meilleur encore.

L'allée est légèrement enneigée et bordée d'un muret de neige d'un mètre de haut. Je m'immobilise face au muret, les jambes légèrement écartées. Petits coups d'œil à droite et à gauche pour ne pas être vue en position délicate, légère flexion des genoux, bascule du buste et... plantage de tête dans la neige. Mon Dieu, que c'est bon ! Je ne peux retenir un « Ah, oui ! » d'extase.

Les narines et les oreilles à l'air libre, je perçois soudain un léger crissement de pas sur la neige. Redressement immédiat, libérant un visage mouillé et violacé.

– Heu... elle est bonne ?

Le couple qui m'a gentiment cédé sa chambre semble se demander si ma place ne serait pas, en définitive, dans une autre chambre, plus isolée...

Bertrand, qui a posé la question, sourit, tandis que sa femme s'accroche à lui, l'air perplexe.

Confuse, je les rassure :

– C'est pour me rafraîchir le cerveau.

Bertrand explose de rire :

– Parfois, j'ai du mal à me rafraîchir les idées ; maintenant, je saurai comment faire !

Toute la troupe défile joyeusement devant moi :

« T'as raté quelque chose ! »

« Tu sais que tu es en pyjama ? »

« Ça va mieux ? »

Non, ça ne va pas mieux. Mais j'ai du mal à prononcer cette phrase, aveu de ma défaite.

Ma mauvaise conscience me souffle : « Responsable, mais pas coupable. »

Suis-je vraiment responsable de ma douleur ? Bien sûr que non. Cependant, l'évoquer me rendrait responsable d'une baisse d'ambiance au sein du groupe.

Tout le monde s'ébroue et s'engouffre dans le chalet. Seule Karine m'attend. Le chalet m'apparaît tout à coup comme une grosse tapette à souris. Le calme, à présent, est à l'extérieur.

– Tu viens ?

Penaude, je m'approche de Karine et lui glisse :

– J'ai un problème.

Dans un film, ce genre de phrase précède une révélation du genre : « J'ai découvert que mon mari est un tueur en série. » Ou : « En vérité, je suis un agent de la CIA et j'ai besoin de ton aide. »

Mon problème est beaucoup plus simple. Pourtant, il m'est très difficile de l'exprimer.

– Je vais paraître sans gêne, mais je dois absolument m'isoler. Tu penses que Bertrand et sa femme accepteraient de dormir au salon ? Que vont penser les autres si je passe la soirée dans la chambre ?

– Arrête de te préoccuper de ce que pensent les autres ! D'ailleurs, tant qu'ils s'amusent, ils ne pensent rien. Va dans la chambre, je m'occupe de tout.

Retour à la case départ pour un round de plus au lit, en espérant que l'éveil sera doux. Des boules Quiès (je suis devenue une inconditionnelle) éloignent les bruits du groupe. Un Valium m'aide à quitter plus vite cet enfer, à m'éloigner de mon corps, de ma tête.

31 décembre, 8 heures du matin.

Mon propre gémissement me réveille. Pourtant, le cerveau droit est enfin libre, léger, aéré... Aujourd'hui, c'est le cerveau gauche qui a recueilli la douleur. Une douleur identique à celle d'hier, elle a simplement déménagé de quelques centimètres.

Je baisse les bras, je dépose les armes, ce qui ne changera absolument rien. Cet abandon est intérieur, une simple modification d'état d'esprit. Transformation du guerrier stoïque devant le massacre, en un être humain meurtri regardant se dérouler le long tapis noir de son avenir.

Les autres skient au soleil ; je suis recluse.

Les autres travaillent ; je suis handicapée.

Les autres vivent ; je survis.

Jusqu'à quand ?

À la douleur est venue s'ajouter la nausée ; à l'épuisement, le désespoir.

De mon sac, j'extrais mes réserves : bouteille d'eau, barre de céréales, médicaments. Le kit de survie du migraineux. Il permet de prolonger l'isolement, jusqu'à la fin de la guerre. Quel comprimé inefficace choisir ?

Ayant pris le Triptan depuis plus de vingt-quatre heures, j'ai le droit de retenter ma chance. Cette fois, je l'accommode avec deux Dafalgan. Je vais y arriver ! Il faut croire à une amélioration, aussi ténue soit-elle. Un nouveau somnifère m'éloignera de la vie en attendant que la douleur daigne se retirer.

Je n'ai aucune pensée pour cette nouvelle journée de ski perdue. Seule compte la disparition de la migraine.

31 décembre, 15 heures.

Réveil en douceur. A-t-elle vraiment disparu ?

Je m'installe au bord du lit, épaules dégagées, paupières closes.

Instant magique de la résurrection.

Je suis à nouveau du bon côté de la prison. En liberté conditionnelle, mais à l'extérieur. Un peu déboussolée, mais dans la « vraie vie ».

Le nouvel an sera fêté debout.

31 décembre, 23 h 45.

Je fête autant la fin de l'année que la fin de la migraine. Voilà une idée ! Fêter chaque victoire sur la migraine. C'est bien mieux que d'apposer une croix sur son agenda pour indiquer les journées gâchées par elle. Le mien ressemble à un cimetière.

– Delphine, tu crois qu'ils vont réussir la fontaine de champagne sans transformer le salon en pataugeoire ?

Les filles sont légitimement surexcitées. Je suis légitimement en pleine séance de préparation mentale. « Non merci, pas d'alcool... Non, non, je t'assure... »

Le jour de l'an représente une des nombreuses occasions pour le migraineux de se rappeler qu'il n'est pas « dans la norme ».

– ... deux... un... Waouh ! Bonne année ! »

Bises, tintements des coupes de champagne. Je tends la mienne fièrement. Tchin-tchin à droite, coup d'œil vers l'évier, tchin-tchin à gauche...

Bertrand (qui a eu la délicatesse de ne pas rapporter ma relation ambiguë avec la neige) me saute dessus :

– Là, c'est le moment de boire son verre !

Je lui lance mon sourire le plus éblouissant. Il ne se laisse pas distraire et insiste :

– Allez, cul sec !

Nous voici au point critique où je suis dans l'obligation de placer à nouveau la migraine sur le devant de la scène. Sérieusement, je lâche :

– L'alcool me provoque une migraine.

– Mais c'est le jour de l'an ! Juste une petite gorgée.

Cette phrase m'est servie à chaque réveillon depuis vingt ans. Mot pour mot. J'ai cédé une seule fois, pour le passage au second millénaire : quinze minutes après, j'ai connu mon bug personnel de l'an 2000.

Je me prends à imaginer une société capable de s'amuser sans alcool.

– Delphine, ton verre est encore plein ! s'exclame Bertrand.

– Je vais plutôt manger une pomme...

– Une pomme ! Il n'y en a pas.

– Dommage...

Bertrand répond par un simple sourire semblant signifier : « Karine a des copines étranges... »

Laquelle arrive justement et m'attrape par le cou :

– Donne ton verre, je vais le boire.

Voilà une vraie amie !

Je trinque et mes amies boivent.

Débarrassée de l'épreuve coupe de champagne, je m'amuse jusqu'au bout de la nuit.

1er janvier, 14 heures.

Brunch improvisé. Karine, la tête dans les mains, se lamente :

– Oh, là, là ! j'ai une de ces gueules de bois... Delphine, je te plains de connaître ça régulièrement. Je ne pourrais pas être migraineuse.

Je soupire :

– Moi non plus...

– Au fait, tu n'aurais pas une aspirine ?

– Aspégic 1000 ? Dafalgan ? Ou quelque chose de plus fort ?

– Non, un simple cachet d'aspirine, merci.

Au vu de la petite forme de tout le monde, je dépose quatre sachets d'Aspégic sur la table. Ils trouvent immédiatement preneurs. Je dispense quelques conseils : prendre l'aspirine et manger immédiatement, rajouter une douche chaude sur le dos et froide sur le crâne, le tout arrosé d'un café serré.

Bertrand me taquine.

– Comme quoi, c'est utile d'avoir une migraineuse parmi ses relations !

Je souris.

– Parfaitement. Et si tu sors avec une migraineuse, c'est toujours toi qui bois et elle qui ramène la voiture.

Sa copine a dû mal interpréter la boutade, elle intervient sèchement.

– Super ! Sortir avec une migraineuse transforme un homme en poivrot !

Je ris et insiste.

– En tout cas, il évitera le cancer du poumon, vu que la plupart des migraineux fuient la fumée de cigarette.

Karine émerge lentement :

– Et si tu tombes amoureuse d'un fumeur ?

– Alors nous serions comme Roméo et Juliette, vivant un amour impossible.

– Sauf si Roméo met des patches !

– Devant un tel effort, l'histoire ne partira pas en fumée !

Karine lâche :

– Le moniteur de ski que je voulais te présenter est certifié sans nicotine. Dommage que tu partes aujourd'hui.

Bertrand s'étonne :

– Ah bon, aujourd'hui ?... Mais tu n'as pas skié !

Eh oui... À quoi reconnaît-on un migraineux ? C'est celui qui ne skie pas à la montagne, qui ne boit pas au réveillon, qui ne voyage pas dans les pays chauds, qui ne mange pas de roquefort, ni de chocolat, ni même de cacahuètes pour certains. C'est celui qui dit toujours « Non, merci », avec regret.

Je quittai donc la montagne sans avoir ressenti l'ivresse de la glisse. Décidément, l'ivresse ne sied pas aux migraineux.

23

Le spécialiste

Aujourd'hui est un grand jour. L'excitation, alliée à une légère tension, me rend nerveuse.

Anniversaire de mariage ? Pas du tout.

Dans quinze minutes, je vais rencontrer un homme exceptionnel. Il ne me connaît pas, mais saura me rendre la vie plus belle.

Il y a deux semaines, j'ai craqué : au diable tous ces bidouilleurs de potions, ces planteurs d'aiguilles, ces rafistoleurs à la petite semaine : en cas de problème, ne vaut-il pas mieux s'adresser à Dieu plutôt qu'à ses saints ?

Or, il existe à Paris un chasseur de migraines, tout entier dévoué à ses victimes. Un médecin dont la maman migraineuse lui a montré la voie.

Des milliers de migraineux achètent ses livres et s'endorment avec le sentiment qu'il existe au moins une personne au monde susceptible de les comprendre.

Voici donc quinze jours que j'attends fébrilement ce rendez-vous. J'ai bien révisé les traitements testés, la fréquence des crises, les causes potentielles. Il aura ainsi toutes les données en main et, comme dans ses livres, saura synthétiser les nombreux facteurs déclenchants et prescrire le traitement adapté à ma personne.

La salle d'attente est haussmannienne, style courant dans le XVIe arrondissement. C'est mon tour. Je vais enfin parler des migraines sans honte, sans crainte d'être prise pour une dépressive chronique.

Ce médecin semble avoir beaucoup étudié (il porte des lunettes), s'être inquiété pour sa maman (il a perdu pratiquement tous ses cheveux) et possède un côté doux, presque enfantin (peut-être dû à sa petite taille). Il disparaît derrière son bureau et attrape une feuille. Il semble réfléchir, je me demande bien à quoi puisque je n'ai pas encore dit un mot. Attente religieuse de ses questions compatissantes. Il murmure quelque chose. Je me penche vers lui.

– Pardon ?

– Vos migraines ont débuté à quel âge ?

Question classique, à peine audible.

– À l'adolescence, avec les premières règles.

– ... produit... haine ?

– Pardon ?

– Aujourd'hui, vous avez le même type de migraine ?

– Je suis un traitement hormonal efficace contre ce type de migraines. Je pense avoir deux autres sortes de crises. Celles qui montent au cours de la journée, et celles, plus soudaines et plus violentes, qui me réveillent.

– ... vévou.

– Pardon ?

– Levez-vous.

Non seulement il murmure au lieu de parler (une habitude prise aux côtés d'une mère souvent en crise ?), mais il s'adresse à moi en regardant par terre. Pour ce qui est de la communication des esprits, c'est raté !

– ... véva.

– Pardon ?

– Levez les bras.

Je m'exécute. Il ajoute :

– Fermez les yeux.

J'ai compris ! C'est sûr, la concentration nécessaire au décryptage de ses paroles va me coller un mal de crâne.

– Vous n'avez pas de problème d'équilibre.

– Je pense être effectivement quelqu'un d'équilibré.

Insensible à mon humour de patiente nerveuse, il s'achemine lentement vers son bureau, dans un mutisme agaçant. À mon grand étonnement, il rédige l'ordonnance alors qu'il ne m'a pas questionnée sur la dizaine de traitements de fond déjà testés.

– Vous prendrez ce traitement durant trois mois et je vous prescris une analyse de la vascularisation cérébrale qui nous confirmera, je n'en doute pas, que vous êtes bien du type migraineux.

– Ah oui ? Un examen peut montrer que l'on souffre de vraies migraines ? !

– Les migraineux possèdent des vaisseaux sanguins dont le diamètre varie à la moindre stimulation. Un stimulus provoque le resserrement des vaisseaux, puis, quelques minutes plus tard, l'organisme régule la circulation sanguine en augmentant le diamètre des vaisseaux. C'est cette vasodilatation qui provoque la douleur. La vascularisation crânienne du migraineux est typique et des radiologies spécifiques permettront d'affirmer que vos maux de tête sont bien des migraines.

– Mais c'est génial!!!

Son stoïcisme fait écho à mon enthousiasme.

Il me tend une ordonnance totalement noircie d'une écriture de pattes de mouche. Je lui tends un chèque dont le montant explique le cadre.

Sautillant jusqu'à la pharmacie la plus proche, je rêve de cet examen vasculaire qui m'intronisera « migraineuse officielle ».

Et si le résultat est négatif? Cela ramènera-t-il toutes ces douleurs insupportables au rang d'épiphénomènes psychologiques?

Voilà que je deviens sceptique quant à la légitimité de ma propre maladie!

Je réussirai cet examen. Et sans réviser, cette fois!

En attendant, je vais méticuleusement avaler les six médicaments prescrits quotidiennement, dont aucun ne m'est familier, ce qui me réjouit.

24

Diplômée avec mention mal

– Je l'ai ! Je l'ai !

Florent sursaute. J'exhibe une feuille dactylographiée.

– J'ai mon diplôme de migraineuse ! Plein de clichés et de comptes rendus affirmant que j'appartiens au type migraineux.

– Et qu'est-ce que ça change ?

Je frise l'hystérie :

– Tout ! Personne ne pourra plus me dire que c'est psychologique !

– Ça ne soignera pas tes migraines.

– Mais je suis reconnue en tant que malade ayant une maladie normale, c'est génial !

– C'est génial d'être malade ?

– C'est génial d'être normale. Aux yeux des autres, en tout cas, parce que personnellement, je n'en doutais pas.

Florent éclate de rire :

– Je peux affirmer que tu es migraineuse, mais de là à dire que tu es normale... Plus sérieusement, je crois que tu te fais de fausses idées sur l'opinion des autres. Même si deux ou trois personnes ne comprennent pas l'importance des conséquences des migraines sur ta vie.

– Seulement deux ou trois ! Tu es optimiste.

– Mais on s'en fout ! Le principal est de guérir.

– Justement ! J'aimerais me soigner sans avoir constamment des comptes à rendre.

– Personne ne te demande de guérir en quatre semaines. D'ailleurs c'est plutôt le silence de tes copains qui te gêne.

– Pendant longtemps, j'ai cru que ce silence trahissait leur sentiment d'impuissance. Mais en grattant un peu, je vois bien qu'ils ne perçoivent pas du tout mon quotidien. En même temps, je ne peux pas leur en vouloir. Je n'arrive même pas à te faire toucher ma réalité, à toi qui me vois tous les jours.

Florent élude la remarque :

– Tu n'es pas pressée d'être débarrassée des migraines ?

– Oh si ! Mais je n'y crois plus.

– Ah non ! Tu ne vas pas baisser les bras !

– Je ne supporte pas le traitement donné par la sommité des spécialistes « ès migraine ». Il me provoque des nausées, des vertiges et j'ai toujours autant de crises.

– C'est peut-être une question de dosage. Retourne le voir.

Oui, retourner le voir.

J'obtiens un nouveau rendez-vous pour le mois prochain.

Chaque jour sur le métier remettre son ouvrage.

25

Un tour pour rien

Retour à la case départ. Une grande case puisqu'il s'agit de la vaste salle d'attente haussmannienne. Une dame attend. Elle tient un grand sac plastique au nom du laboratoire qui m'a diagnostiqué une vascularisation cérébrale de migraineuse.

J'engage la conversation :

– Je vois que nous avons eu les mêmes examens.

– Vous avez fait une « vascularisation crânienne » ?

– Oui, et j'ai un beau diplôme précisant que je suis migraineuse.

Elle rit :

– Moi aussi. Je l'ai montré à mon employeur. Il râlait lorsque je ne pouvais pas assurer mon travail. Il sous-entendait même que j'étais une tire-au-flanc.

– Et maintenant ?

– Il n'ose plus me faire de reproches, mais je le sens encore soupçonneux.

– C'est déjà un progrès.

– Oui, j'ai un ami migraineux qui parle « d'allergies » pour justifier ses absences.

– Ce n'est pas étonnant. Les migraineux ont une image de « petite nature », de personnes qui s'écoutent. Un homme peut être plus sujet aux sarcasmes de ses collègues masculins. Le médecin vous a prescrit quel traitement ?

– Oh, il y a beaucoup de choses. Tenez, lisez l'ordonnance. Je l'ai rapportée, parce que j'ai du mal à supporter certains comprimés.

Je parcours rapidement la feuille. S'il n'y avait pas eu le nom de la patiente indiqué en haut, j'aurais juré qu'il s'agissait de ma propre ordonnance.

– Ma prescription est identique, au comprimé près !

– Cela veut dire que nous avons le même type de migraine.

– Ou que l'éventail des traitements sortant des sentiers battus n'est pas très large.

– Personnellement, j'ai testé tous les traitements de fond classiques : rien n'y fait.

– Bienvenue au club.

Le médecin ouvre la porte, donnant le coup d'envoi à la prochaine visite. Je me retrouve seule... et dubitative. Se contente-t-il de prescrire un traitement et des examens à la chaîne ? Suis-je une simple brebis dans un troupeau de moutons ?

Dix minutes plus tard, mon tour arrive. J'explique mon problème :

– Il faudrait peut-être modifier le traitement parce que les médicaments m'assomment et me provoquent des nausées. Et la fréquence des crises n'a pas diminué.

– Un mois, c'est trop juste pour juger d'un traitement de fond. Il faut poursuivre.

Il attrape une feuille de soin, indique le prix de la consultation et signe. C'est tout ?! J'ai traversé Paris et déboursé le prix d'un repas chez Bocuse pour m'entendre dire qu'il n'y a pas d'autre solution que les nausées et la fatigue perpétuelle !

Je me demande si la patiente précédente a eu droit à la même remarque. Certainement.

Le dépit et la colère m'accompagnent tout au long du chemin du retour.

Qui pourra bien m'aider si le grand manitou des migraines en est incapable ?

Je suis abattue. Petit soldat désarmé et seul sur le champ de bataille.

L'ennemi doit exulter.

26

Privés de sortie

Samedi, 18 heures.

Les spécialistes de la migraine sont impuissants devant elle et semblent ne pas comprendre l'étendue du désespoir des patients. On serait alors en droit d'attendre plus de compréhension des personnes partageant, non pas vos douleurs, mais votre quotidien. Or, la compréhension est, dans ma maison, une qualité inversement proportionnelle à l'âge.

Mon fils est maintenant plutôt compréhensif lorsque le repos m'est nécessaire. Je programme alors son réveil pour qu'il sache quand me réveiller, ce qu'il ne manque jamais de faire avec un bisou... ou une trompette (le cadeau à ne JAMAIS faire à un enfant de migraineux !).

Mon mari, lui, se comporte comme un enfant de cinq ans qui oublie en dix minutes une information aussi simple que « ce soir, j'ai un début de migraine, je risque d'être agacée facilement alors évitons les situations à risques. » Avec Florent, une « situation à risques » ne correspond à aucun cliché (belle-famille, argent du ménage, éducation des enfants...). Avec lui, tout est dans le détail : si je me retire deux secondes trop tôt de ses bras lorsqu'il m'écrase les côtes pour me dire bonsoir, si je lui précise que le sel a toujours été en haut du placard, ou encore si je lui demande pour la troisième fois d'éteindre dans le couloir pour éviter le rai de lumière sous la porte de la chambre où je suis allongée dans le noir avec ma poche de glace. Dans ce cas-là, migraine ou pas, il voit rouge. Mais pas le rouge de mon cerveau. Et mal de tête ou pas, je ne sais pas faire le dos rond. Je sors les griffes avant de ne plus pouvoir me défendre lorsque la colère attise la douleur.

Ce soir, l'origine de la dispute est légèrement différente. Florent désire aller au cinéma. Moi aussi, mais pas mon cerveau. Je suis donc contrainte de répondre : « Pas ce soir, je sens une migraine qui arrive. »

– Justement ! T'aérer le cerveau en marchant au frais, ça te fera du bien.

Agacée, je lui lance :

– Ton cerveau, lui, doit être bien aéré pour sortir une connerie pareille !

Mon cerveau, lui, aurait dû éviter ces paroles.

Résultat : l'ambiance glaciale de la soirée n'améliore pas le mal de tête. Le froid n'est donc pas toujours bénéfique.

Je tente de dissiper sa frustration en évoquant mes recherches, mes fouilles archéologiques pour trouver des solutions.

– Je vais tester la fasciathérapie.

– C'est quoi ?

– Un massage des tissus entourant les muscles. Ce tissu s'appelle le fascia.

– Pourquoi tu n'as pas essayé plus tôt ?

– Je ne connaissais pas. J'ai reçu un mail de Karine, elle en a entendu parler à la radio. Avant de finir dans un stage de « visualisation du moi intérieur », je vais tenter ça.

– Il faut tout essayer.

– C'est très cher et non remboursé.

– Il faut tout essayer.

Mon mari est rayé ou désespéré ? En tout cas, la pièce s'est légèrement réchauffée. Je tente de dissiper ma culpabilité de nous avoir, une fois de plus, cloîtrés à la maison. Positivons : de toute manière, nous n'aurions pas trouvé de baby-sitter à cette heure-ci. Cette pensée me rassure. Je ne suis pas entièrement coupable.

27

Fasciathérapie

– Nous allons travailler sur les énergies.

La jeune femme qui m'accueille se veut rassurante et professionnelle. Je tente la décontraction :

– Niveau énergie, vous n'allez pas trouver grand-chose chez moi.

– Je parle des énergies du corps dont vous n'avez pas encore conscience. Je peux vous guérir en quatre séances.

Je la ramène sur terre en évoquant mes vingt années de migraines, avec une fréquence bihebdomadaire depuis plusieurs mois.

– Ah... dans votre cas, on va partir sur un contrat de six séances.

Un contrat ! Le moindre mot pouvant valider ce contrat, je garde le silence et m'allonge sur une table identique à celle des kinés.

Elle pose ses mains à plat sur mes épaules et s'immobilise durant cinq bonnes minutes. Derrière mes paupières closes, les euros défilent aussi rapidement que sur une borne de pompe à essence. Mouvement léger des mains se soulevant. Nous allons enfin passer aux choses sérieuses. Elle glisse ses poings sous mon dos, créant ainsi une pression au niveau des zones douloureuses. C'est agréable, mais mon kinésithérapeute me masse et utilise des ultrasons pour détendre les muscles, ce qui est nettement plus efficace.

Je cherche à comprendre :

– Lorsqu'un kiné masse les muscles, il agit forcément sur les fascias qui les entourent ?

La réponse est claire sur la forme mais pas tellement dans le fond :

– Moi, je travaille sur les énergies en les stimulant en douceur, ce qui est très différent.

Hum, ce qui me semble différent, c'est surtout le prix. Je viens de débourser cinquante-cinq euros pour me reposer sur une table. Mon propre lit a le mérite d'être plus moelleux, et gratuit.

Je me retrouve à un arrêt de bus accompagnée d'une migraine. Je souris en imaginant la fasciathérapeute m'assurer que « c'est normal, cela prouve que le corps réagit ». Il y a quelques années, un acupuncteur m'avait servi cette phrase durant six mois pour justifier l'absence de résultats.

Sonnerie de mon portable. Karine vient aux nouvelles au cas où le miracle aurait eu lieu ce matin. J'explique que cela m'a autant convaincue que d'aller à l'église prier Dieu de prendre cinq minutes entre une guerre et une épidémie afin de régler mon problème entravant la bonne marche du monde. Elle rit en tentant de positiver.

– Peut-être diminueras-tu ta consommation de comprimés.

En montant dans le bus, je réponds assez fort :

– Écoute, non seulement je n'ai rien senti, mais en plus je viens de m'en taper deux !

Regards outrés des passagers. Ben quoi ? Ils n'ont jamais pris de médicaments ?

28

Soirée à l'eau

Vendredi, 22 heures.

Les variations de pression à l'intérieur d'un avion et les vaisseaux cérébraux d'un migraineux ne font pas bon ménage. C'est pourquoi, lorsque le 747 atterrit à Barcelone, Florent s'inquiète :

– Tu es à combien ?

– Seulement six, c'est plutôt bien.

Il ne s'agit pas du nombre de paquets de cacahuètes engloutis durant le vol, mais du positionnement de mon mal de crâne sur l'échelle de Richter. Échelle que j'ai détournée, bien que très légèrement, de son utilisation originelle. Pour Florent, elle permet de connaître, en un seul mot, l'importance de mon séisme personnel.

Six correspond au mal de tête classique, celui qui irrite sans assommer. Le sept vous éloigne de votre environnement. Le huit est le passage du mal de tête à la migraine, autrement dit, le passage de la position verticale à l'horizontale, de la lumière à l'obscurité ; c'est la limite entre la vie et la survie. Le neuf est le chiffre qui vous fait regretter d'être encore en vie. Il est le degré le plus haut de l'échelle de Richter officielle, comme de la mienne. Tout simplement parce que, dans les deux cas, si le dix était atteint, il n'y aurait plus personne pour l'évoquer.

Aussi, mon petit six me convient. Je dois tout de même m'appliquer à le maîtriser afin de profiter du week-end. L'utilité de cette échelle est, en définitive, assez restreinte. Florent reçoit cette information comme les téléspectateurs apprennent l'amplitude d'un séisme à l'autre bout de la terre : il a le chiffre, il a les images, il lui manque l'ambiance.

Je compte bien ne pas me laisser gâcher ce week-end par mon ennemi intime. Aussi, avant de rejoindre nos amis, je me médicalise comme d'autres se maquillent : avec application. Mon meilleur produit de beauté? Deux Propofan pour le jour, un Triptan pour la nuit. En effet, le Propofan contient de la caféine alors que les Triptan provoquent un instant d'assoupissement.

Comme tout passager d'un avion, je garde en cabine, un petit sac avec le strict nécessaire. Mon bagage à main est donc rempli de comprimés et autres gélules que je serre contre moi comme le ferait une vieille dame avec sa pension de retraite. Je me dis parfois que si je devais évacuer en urgence mon appartement en flammes, le seul objet que je sauverais serait une boîte de Triptan.

Barcelone est devenue la ville d'adoption de Claire et Guy, un couple d'amis de Florent. Ils ont quitté la

France depuis quelques années pour vivre sous le soleil de la Catalogne. Ils nous accueillent chez eux pour trois jours. Nous avons confié Alex à une amie parisienne, espérant transformer ce week-end en petite escapade amoureuse.

Samedi, 13 h 30.

Nous allons déjeuner à l'heure espagnole, c'est-à-dire trop tardivement pour mes neurones qui réclament leur dose de glucides à grands coups de gourdin sur mon crâne. J'ai tenté jusque-là d'être « cool », de laisser le temps s'écouler avec insouciance. Maintenant, la corde est trop tendue. Les comprimés avalés n'agiront pas assez rapidement si je ne mange pas. Je pense motiver les troupes en dressant le couvert, mais tout le monde est lancé dans une discussion animée à propos de l'abus de pouvoir du chef de Guy. Je finis par m'éclipser en cuisine pour avaler un sandwich le plus discrètement possible. J'en profite pour manger des yeux les bons plats qui mijotent, puisque je n'aurai plus faim dans une heure.

Une heure plus tard, mon estomac et mon cerveau sont rassasiés et digèrent tranquillement devant mon assiette vide pendant que les autres entament les hors-d'œuvre. Je dois sourire involontairement, car Guy me lance :

– Tu as l'air en forme. Tu n'as plus de migraines ?

Cette fois-ci, je souris pour de bon, mais sans enthousiasme.

– Non, c'est toujours pareil.

– Tu n'as pas encore trouvé la solution ?

Je pourrais me lancer dans une grande explication comme quoi la migraine n'est pas une équation mathématique avec une seule solution possible. Elle tiendrait plus du Rubik's Cube, avec différentes possibilités pour reconstituer simultanément six facettes. Les solutions existent, mais peu de personnes les connaissent.

Quelles sont mes six facettes à reconstituer ? Trois sont en place depuis quelques années : les faces « équilibre hormonal », « vue corrigée et bonne convergence oculaire » et « maîtrise des facteurs environnementaux ». Une autre face vient d'être achevée depuis l'arrêt de mon travail : celle du « no stress, no fatigue ». L'avant-dernière est instable ; il s'agit du « rythme biologique non perturbé ». Aujourd'hui est d'ailleurs un bel exemple de perturbation. La dernière face se montre récalcitrante. La face « muscles dorsaux souples » est un vrai casse-tête. La moindre contracture musculaire me déclenche une migraine avec la même fiabilité qu'un détonateur pour une explosion.

N'ayant pas envie de m'étendre sur cette défaite, je réponds donc qu'effectivement, je n'ai pas trouvé de solution.

Claire intervient :

– J'ai un cousin migraineux qui a été guéri grâce à l'acupuncture.

– Je sais.

– Tu connais mon cousin ?!

– Non, mais tout le monde possède un cousin qui a été soigné soit par l'homéopathie, soit par l'acupuncture, parfois même par un magnétiseur.

– Mais tu devrais essayer l'acupuncture.

– J'ai déjà testé, à trois reprises.

– Ils étaient chinois ?

– Non. Mais...

– Les Chinois sont meilleurs.

– Tu en connais un ?

– Heu... non, mais l'acupuncture vient d'Asie.

– Une étude parisienne a effectivement montré que les acupuncteurs d'origine chinoise avaient de meilleurs résultats que les Français.

– Bien sûr, c'est évident !

– Mais les acupuncteurs d'origine chinoise n'avaient jamais mis les pieds en Chine et avaient suivi la même formation que les Français.

– Ça prouve qu'ils ont un don.

– Non, cette étude a mis en évidence le facteur « confiance » du patient envers le spécialiste.

Florent intervient :

– Et toi, tu as confiance lorsque tu consultes ?

Je sens la question piège. Je réponds par une question :

– Tu veux dire que c'est de ma faute si je ne guéris pas ?

Il soupire

- Je n'ai pas dit ça...

Cette conversation me fatigue, mais je tiens à éclaircir un point :

– Les médecins eux-mêmes ne tentent plus de guérir les migraineux. Les soulager est déjà une victoire.

Florent insiste :

– Tu prends tes migraines pour une fatalité. Exactement comme tes parents.

– Mon père a suivi des traitements toute sa vie, certains l'ont un peu soulagé, c'est tout.

– Et ta mère ?

Florent sourit de toutes ses dents. Apparemment, il veut me faire dire quelque chose.

– Ma mère n'aime pas prendre de cachets. C'est son choix.

Se réjouissant à l'avance de ma réponse, il me taquine :

– Répète-leur ce que ta mère a répondu la semaine dernière, quand tu lui as annoncé que tu avais mal à la tête.

Je fais mine de capituler en me retenant de rire :

– Elle a dit : « C'est normal, aujourd'hui, c'est le vent du sud. »

Florent jubile et insiste :

– Entre la chaleur, le temps orageux et les changements de saison, sa mère a toujours une explication. Du coup, elle trouve normal d'avoir mal à la tête tous les jours ! Elle ne réalise pas que la météo est la même pour tout le monde.

– Les vaisseaux des migraineux sont plus sensibles.

– Non, ce sont les migraineux qui sont plus sensibles.

– Je vois que tu as déjà oublié l'article que je t'ai fait lire l'année dernière.

– Excuse-moi de ne pas me souvenir de ce que j'ai lu il y a un an !

– Si tu étais vraiment concerné, tu t'en souviendrais !

Guy lève les bras en signe d'apaisement et me demande d'approfondir, ce que je fais sous le regard noir de Florent.

– Des scientifiques ont fait une expérience sur deux groupes de personnes, des migraineux et des non-migraineux. L'expérience consiste à envoyer de petits stimuli électriques, totalement indolores, grâce à des électrodes, au niveau de l'aire visuelle du cerveau. En augmentant progressivement l'intensité, on arrive à un seuil où le sujet voit apparaître des points noirs dans son champ de vision. Eh bien, les points noirs apparaissent beaucoup plus rapidement chez les migraineux que chez les autres. Ce qui démontre que le cerveau d'un migraineux réagit à des stimuli très bas. Ceci pourrait expliquer pourquoi le temps orageux, donc une pression atmosphérique élevée, peut modifier les vaisseaux sanguins des migraineux et pas des autres.

Claire s'exclame :

– C'est impressionnant. En fait, les scientifiques savent plein de choses mais n'ont trouvé aucune solution !

Florent ironise :

– Tu as parfaitement résumé la situation !

Ils ne s'y prendraient pas autrement pour me démoraliser ! Non, non, il n'en est pas question !

– L'étude des mécanismes de la migraine a permis la mise au point des Triptan ! Ils ont changé la vie de beaucoup de migraineux !

Guy tente de comprendre.

– Mais tu as toujours tes migraines ?!

– Oui, les Triptan traitent la crise au cas par cas.

– Alors, tu peux stopper les crises ?

– Malheureusement, ça ne marche pas systématiquement. Je peux subir une crise de trois jours qui résiste à tous les médicaments.

Claire s'émeut :

– Trois jours ! Il faut être une véritable héroïne pour tenir le coup.

– Non, il suffit de ne pas avoir le choix.

Mon seul point commun avec une héroïne est la solitude ; si l'on pense, bien sûr, aux héroïnes modernes qui n'attendent plus le beau ténébreux pour les sortir d'une situation périlleuse. Pour ce qui est du panache de l'héroïne, je dois avouer que, recroquevillée au fond du lit, je n'ai absolument rien d'une Lara Croft.

Claire aimerait trouver une solution :

– Tu ne peux rien faire pour éviter les crises ?

– Je peux seulement diminuer légèrement leur fréquence en adoptant une vie de moine : repas et sommeil à heure fixe, pas de cigarettes ni de sorties, beaucoup de relaxation qui s'apparente au recueillement.

Florent se sent obligé d'intervenir.

– Heureusement, tu n'as pas fait vœu de chasteté.

Il n'est plus en colère. Je lui souris :

– Oui, mais le vin m'est interdit.

– Tu détestes le vin ! Estime-toi heureuse que l'acte sexuel ne te déclenche pas une migraine.

– Ah non, là, c'est toi qui dois t'estimer heureux !

Tout le monde éclate de rire.

Ils pensent que l'abstinence est au moins épargnée aux migraineux. Le fait est que certains hommes souffrent de migraines déclenchées par une trop grande excitation pendant l'acte sexuel. Ces crises peuvent être évitées grâce à des bêtabloquants atténuant le rythme cardiaque et la tension nerveuse. Encore faut-il que le migraineux ose aborder le sujet avec son médecin...

Claire se lève :

– C'est le moment de visiter Barcelone.

Je lui emboîte le pas avec enthousiasme :

– Ne jamais remettre au lendemain ce que l'on peut faire le jour même.

Ce proverbe a dû être inventé par un migraineux.

Dimanche, 18 heures.

– Ce soir, j'aimerais beaucoup que tu mettes la noire et beige.

– C'est la seule robe que j'ai apportée.

Florent semble au comble du bonheur. Il se vautre sur le lit de la chambre d'amis.

– Je suis surexcité à l'idée de t'emmener au restaurant alors que je passe ma vie à manger dans de bons établissements parisiens, mais sans toi.

– Si je traduis bien ta pensée, j'ai le don de rendre chaque tête-à-tête exceptionnel ?

– Dans les deux sens du terme.

Voulant éviter la pente glissante de cette réplique, je garde un air taquin :

– Ce qui est rare est précieux.

Il change de registre.

– Ces deux jours étaient très agréables.

Le ton est entre l'affirmation et la question. Pourquoi a-t-il besoin de me convaincre que la visite d'une ville aussi belle que Barcelone est à ranger dans le tiroir « bons souvenirs » ?

– Oui, bien sûr. Je ne savais pas que Gaudí avait créé autant d'œuvres.

– Tu as apprécié la visite du parc Güell, je l'ai vu.

– Évidemment ! On dirait une accusation !

Florent semble vouloir me rassurer, mais de quoi ? Il parle avec une douceur inhabituelle :

– Tu constates que tu peux vivre comme tout le monde.

– Et... ?

– Et, à Paris, on pourrait sortir plus souvent.

– Mais il m'arrive de le faire.

– Pas ces derniers temps.

– Parce que la fréquence des crises a augmenté.

– Et pourquoi tu n'as pas eu de crise ce week-end ?

– Parce que j'ai pris des médicaments !

– Ah...

Il semble déçu. Je lui explique ma petite cuisine personnelle :

– Comme je ne voulais pas gâcher notre week-end, j'ai préféré prévenir plutôt que de risquer la crise, même si je sais que ce n'est pas bien de prendre des comprimés aussi forts pour un simple mal de tête qui aurait peut-être cédé devant une aspirine.

– Tu avais mal à la tête ce matin ? Tu m'as pourtant dit que tout allait bien.

– Quand j'ai un simple mal de tête après seulement six heures de sommeil, je vais bien. Je ne vois pas l'utilité de m'épancher à chaque fois que je sens une crise débuter. Alors arrête de te comporter comme si je craignais quelque chose qui n'arrive pas si souvent.

– Bon, en tout cas, ce soir, je sors avec ma femme. Et je vais de ce pas me préparer.

Il disparaît dans la salle de bains.

Après cette conversation, il va m'être difficile de lui avouer que, depuis deux heures, la migraine semble s'installer.

Nos amis nous ont recommandé un restaurant idéal pour un dîner romantique. J'imagine la déception et la rancune de Florent en cas d'annulation de ma part. Moi aussi, je serais déçue. Pour ce qui est de la rancune, je n'ai personne à qui l'adresser.

J'attrape donc ma robe et ma boîte de Triptan.

22 heures.

Florent semble passer une bonne soirée. De mon côté, je flotte dans un rêve qui se situerait entre *The Wall* et *La Tour infernale*. Je suis intriguée, voire épatée, par son incapacité à détecter mes migraines ; ou bien mon imitation d'un « état normal », alors que je suis en « état d'alerte », est parfaite.

Trouver l'énergie de « faire comme si » n'a pas pour unique but de plaire à Florent. C'est également une question de sauvegarde personnelle. Ignorer ses problèmes est un moyen de défense assez courant. Dans le cas d'une migraine, on ne peut malheureusement pas « faire comme si » très longtemps. Pour l'interlocuteur, on semble alors passer directement d'un bien-être apparent à un abattement trop soudain pour ne pas être suspect. Du coup, le dépôt des armes, qui a été repoussé le plus longtemps possible avec courage, est considéré comme une simple chute de vélo au cours d'une sympathique promenade.

Renseigné sur mon état, Florent me demande, en toute innocence, de « faire un petit effort pour profiter de la soirée ». Dans l'état où je suis, le mot « profiter » ne signifie plus rien. Il cherche alors une solution mieux adaptée :

– Très bien, je demande l'addition et on va se promener sur le front de mer ; c'est à deux pas et ça te fera du bien.

Pourquoi tout le monde pense que les promenades soulagent un migraineux en crise ?

Je me retrouve donc, une fois de plus, dans l'obligation de lui annoncer :

– Il faut que je rentre tout de suite.

La chaleur m'étouffe, le bruit m'assomme. Les lumières des trois petites bougies de notre table m'agressent.

Sans migraine, j'aurais trouvé ce restaurant charmant.

Sans migraine, nous serions en train de nous caresser les mains en profitant de ce moment « parfait ».

Sans migraine, mon couple se porterait comme un charme.

23 heures.

À nouveau seule dans le lit. Quelques bribes indistinctes d'une conversation me parviennent de la salle à manger. Pour notre dernière soirée en Espagne, Florent profite de ses amis, et moi de mes douleurs.

Je sais déjà que, pour lui, ce « faux pas » restera le souvenir marquant du week-end. Le surdosage de médicaments et ma volonté de sortir avec lui ne valent pas grand-chose. Les yeux d'un non-migraineux ne voient que la surface de l'eau.

29

Le grand malade

– Hou là... je ne me sens pas bien.

Florent s'étale sur la table de la cuisine comme si je venais de l'empoisonner.

– J'ai soif, tu crois que c'est normal ? s'inquiète-t-il.

Je lui pose un verre d'eau devant les yeux avant de me lancer dans la préparation d'une quiche « quatre saisons », c'est-à-dire agrémentée de tout ce qui pousse durant une des quatre saisons.

– Je crois que je suis malade, j'ai des frissons. Touche mon front.

Je mets le four en route (thermostat 7) avant de tâter mon mari (thermostat 8).

– C'est vrai, tu es très chaud. Je crois que c'est ton tour.

Je viens de passer trois jours au lit avec une bonne grippe. Elle n'était pas seule à me tenir compagnie puisque la fièvre avait déclenché une belle migraine. Entre les 39,5° C et la migraine, j'aurais choisi sans hésiter la fièvre, mais les deux m'ont tenu chaud.

– Tu crois que c'est la grippe ? Parce que je suis vraiment malade, c'est horrible. Et j'ai mal au crâne.

Je souris. Non, non, je ne me dis pas : « À son tour ! », mais plutôt : « Il manque d'habitude, le chaton. »

– Tiens, bois ça, c'est un Aspégic 1000.

– C'est pas trop fort ?

Là, je ris carrément. Il insiste.

– Je ne veux pas me droguer.

Il se prend la tête dans les mains.

– Aaah p... ! Comment tu fais pour supporter ça régulièrement ? !

Sans attendre la réponse, il avale le breuvage en grimaçant et se traîne jusqu'au canapé.

– Je devrais voir un médecin, c'est peut-être autre chose.

– Tu as tous les symptômes de la grippe et je viens de l'avoir.

– Mais tu étais moins malade.

Un simple soupir me semble la seule réponse possible. Du moins, la seule exprimable. L'autre alternative étant que je hurle : « Ce n'est pas parce que je ne me plains pas que la douleur est faible ! » Il est vrai que frissonner sous une couverture, au milieu du salon, en gémissant, ça a plus de gueule que disparaître dans sa chambre. Malheureusement, le besoin d'obscurité m'empêche de tourner autour de mes proches, larmoyante et pitoyable.

On dit que les hommes sont moins résistants devant la maladie. Un migraineux arrive-t-il à faire comprendre à sa femme combien une migraine est douloureuse ? Si oui, est-ce parce qu'il sait se plaindre, ou parce que sa femme est capable d'empathie ? Est-ce ma faute si Florent se comporte parfois comme si ma migraine n'existait pas ? Aujourd'hui, il me serait impossible d'ignorer sa grippe. Alors, quel est le problème avec les migraines ? Manque de compréhension de sa part ou mauvaise publicité de la mienne ? Je pense que chacun de nous deux a son opinion sur le sujet.

C'est peut-être ça, le problème.

30

Tous angoissés

Un jour, j'ai réalisé avec horreur que la plupart des non-migraineux soupçonnait la migraine d'être un simple symptôme de dépression cachée. En évoquant les migraines d'une personne que je ne connaissais pas, une femme me chuchota, sur un ton de connivence : « Mais elle a des problèmes. » Et que dit-elle de moi, lorsque je ne suis pas là ? Ai-je des problèmes ? Oui, j'ai un problème : je suis migraineuse !

J'explique régulièrement que la psychothérapie n'a jamais soigné le moindre migraineux. Je cite les médecins ayant étudié le phénomène, affirmant que, s'il y a dépression, celle-ci n'est pas la cause, mais la conséquence de longues années de migraines à répétition. Les généticiens ont renforcé cette affirmation en repérant une séquence génétique spécifique au migraineux. Merci aux chercheurs pour ce début de légitimité. Pourtant, un silence accueille souvent mes explications. Je fus donc étonnée, le jour où une femme me répondit avec énergie : « Bien sûr que les psychothérapies ne soignent pas les migraines! Il faut quelque chose de sérieux! » Cette collègue venait de m'être présentée, elle ne connaissait ni ma vie, ni les migraines, et ne semblait pas avoir d'a priori sur « l'état dépressif du migraineux ». Toute émue de tant de compréhension, je savourais cet instant, lorsqu'elle ajouta : « Une psychanalyse, ça, c'est du sérieux! »

En fin de compte, le plus déprimant dans la migraine, c'est l'incompréhension.

L'opinion de Florent à mon sujet est claire : « Tu n'es pas déprimée, mais anxieuse. La preuve : quand tu te réveilles en pleine nuit, la simple idée d'avoir mal à la tête par manque de sommeil te stresse au point de t'empêcher de dormir. »

Cette phrase, maintes fois répétée, amène inlassablement la même réponse de ma part. Premièrement, je ne me réveille pas toute seule, mais ON me réveille. Deuxièmement, c'est comme l'œuf et la poule : la peur de la migraine engendre-t-elle la migraine ou inversement?

L'adjectif « migraineux » reste souvent synonyme d'anxieux. Florent connaît quatre migraineux : sa sœur, mes deux parents et moi. Quatre anxieux.

Mais comment expliquer que les crises soient aussi nombreuses en période de vacances qu'en période d'activité? Et si l'anxiété est à l'origine de certaines crises, cela rend-il la douleur négligeable? Certains cancers ont, paraît-il, des causes psychologiques; cette révélation va-t-elle reléguer le cancer dans la catégorie

« maladie mineure » ? Au fil du temps, mon anxiété tend à disparaître, ce qui n'est pas le cas des migraines.

Pour Florent, mon père est la preuve vivante que le stress est le responsable des migraines : il n'a plus de migraine depuis qu'il est à la retraite. À première vue, tout s'explique. Mais ce n'est pas si simple. Son activité consistait à vendre du fuel, or l'odeur de ce combustible est un puissant déclencheur de migraine.

J'ai moi-même expérimenté les « déclencheurs de migraine au travail ». Après une année assez stressante (mais sans trop de migraines), j'ai été mutée dans un établissement qualifié de « facile ». Je me suis mise à faire des crises tous les lundis et mardis, jours où je travaillais dans une salle avec de nombreux néons. Ce petit détail me gênait bien plus que le stress, inhérent à toute activité. Le stress est l'arbre qui cache la forêt.

31

Refus chronique

Nouvelle journée perdue au bénéfice de la migraine. En ce début de soirée, j'émerge doucement. Ne pas penser à tout ce que j'aurais pu faire si elle m'avait épargnée. Se dire que j'ai de la chance qu'elle soit enfin partie. Même si toute la brume de Londres est encore concentrée dans ma tête.

Sonnerie du téléphone. Florent m'annonce qu'il a croisé par hasard un copain de collège et hésite entre l'inviter au restaurant ou lui présenter sa femme. Je tranche :

– Restaurant.

– T'as encore ta migraine ?

– Non, mais j'ai besoin de reprendre des forces, et mimer la pleine forme ne me tente pas.

– C'est con, je voulais que tu le rencontres, il est très sympa.

– Habituellement, je suis, moi aussi, très sympathique, mais pas ce soir.

– Habituellement ? C'est-à-dire lorsque tu n'as pas de migraine ou que tu ne sors pas d'une crise ? La dernière fois remonte à quand ?

– Ça veut dire quoi ?

– Rien. Je te laisse ; à demain.

32

La cure

Perdue dans mes pensées, je plonge la main dans un amas de pilules et tubes divers pour en ressortir la promesse d'une accalmie intracrânienne. Accalmie qui est de plus en plus passagère. C'est pourquoi, je dois faire le pas : prendre rendez-vous dans un centre hospitalier spécialisé dans la douleur chronique.

Jusqu'à aujourd'hui, je pensais que mon cas n'était pas assez grave pour mettre les pieds dans ce genre d'établissement.

De plus, je ne vois pas bien ce qu'on pourrait faire pour moi. Mais, à mon insu, les crises se sont resserrées, et j'avale environ six comprimés divers par jour uniquement pour maintenir le mal de crâne à un niveau acceptable. Je suis en train de perdre la guerre. Guerre étrange où les munitions ne sont pas tirées sur l'ennemi, mais avalées.

J'ai besoin de renfort. Vais-je en trouver dans ce centre antidouleur ?

Centre hospitalier.

Le professeur me recevant semble connaître mon profil. Ma situation justifiait bien ce rendez-vous. Ici, je ne suis pas « un cas ».

Après de nombreuses questions, le médecin annonce calmement :

– Vous devez faire une cure de désintoxication.

– Pardon ?

– Vous entretenez les crises en prenant trop de médicaments. Leur disparition dans votre organisme provoque une vasodilatation, donc une crise de migraine.

Là, je ferais bien l'autruche.

– Je vous inscris pour la semaine prochaine. Vous préférez une chambre individuelle ?

Pas de panique ! La semaine prochaine je suis certainement très occupée. Zut, c'est les vacances et mon fils part chez mes beaux-parents. Trouver une excuse, vite !

– Mardi prochain, j'ai piscine.

Sourire indulgent du praticien.

– Vous verrez, cela se passera bien. De nombreuses personnes le font et en ressortent toutes neuves.

Images de mon cerveau explosant de douleur. Je ne pourrai jamais. Mais le praticien est dans le vrai : après la valse des médicaments, arrive le moment inéluctable de la cure. Cure de jouvence, de sommeil, d'amincissement ? Non, juste une cure de douleur, le mal en perfusion. Promesse de vivre un enfer de quatre jours, tous frais payés.

– J'aurai droit à quoi pour remplacer mes antalgiques ?

– Un anxiolytique, seulement si vous le souhaitez.

– Et... ?

– C'est tout.

– Ah.

Je ressors de cette visite avec le poids d'une condamnation en enfer sur les épaules. Punition méritée. J'ai abusé. De quoi ? Des antalgiques ? Il semblerait. Pourtant, ce terme ne correspond pas à la situation. Du chocolat, oui, j'en abuse parfois. Je le consomme sans nécessité, juste pour le plaisir. Mais je ne me suis jamais dit : « Tiens, là, je me taperais bien un antalgique, juste par envie. » Les comprimés sont pris par nécessité, non par choix.

Première journée de cure.

Valise en main, j'investis le hall de l'hôpital avec l'impression de traverser un aéroport en transportant un kilo de cocaïne dans mes bagages. Impression due au fait, peu reluisant, que j'ai dissimulé quelques médicaments dans ma trousse de toilette. Juste de quoi m'assurer de ne pas mourir de douleur au fond de mon lit, abandonnée de tous. Vont-ils me fouiller ?

On me présente ma chambre, non pas comme une cellule de prison mais comme une chambre d'hôtel. « Ici, vous avez la salle de bains. Là, la télécommande de la télévision. » La télécommande sera inutile : profiter simultanément d'un bon film et d'une bonne migraine n'est pas chose aisée. Rester zen.

Ce matin, j'ai pris deux comprimés, tel un plongeur en apnée avale sa dernière bouffée d'air avant de s'immerger. Je me promets de ne pas toucher à mes comprimés clandestins. Ils ont juste le rôle rassurant du doudou.

Journée lecture. Soirée brumeuse avec arrivée de cumulonimbus dans la zone frontale de mon cerveau. Aucune éclaircie n'est attendue avant au moins trois jours. Ne pas sortir sans protection. Je m'enfouis donc dans les draps, tentant vainement d'éviter la tempête.

Deuxième journée.

– Bonjour, c'est la prise de température.

Où suis-je? Une lumière crue venant du couloir m'aveugle. Un thermomètre m'est tendu avec autorité. Il est 7 heures du matin. Il y a certainement une erreur.

– Je ne suis pas malade.

– Je sais. Mais vous êtes dans un service classique, avec des malades, vous devez suivre le même protocole que tout le monde : prise de température trois fois par jour.

– Ah...

Dès midi, je suis en feu. Je brûle à l'intérieur malgré une température normale. Je sonne l'infirmière.

– Je voudrais des glaçons, s'il vous plaît.

– Des glaçons?! Pour quoi faire?

Un martini *on the rocks* !

C'est dingue ! Des dizaines de migraineux sont passés dans ce service, et personne ne voit le rapport entre un front en feu et des glaçons !

À la suite d'une explication courte mais douloureuse, j'obtiens une poche de glace. Je l'applique sur ma tête avec le soulagement éprouvé par une femme allant aux toilettes après une échographie exigeant de boire un litre d'eau. Spécialement lorsque l'échographe a une heure de retard dans son planning et que les toilettes contiguës à la salle d'attente vous narguent.

Mais le soulagement est temporaire et disparaît avec la fonte des glaçons, qui provoque le réchauffement de ma planète.

Voilà, maintenant ça ne rigole plus, ce sera de la souffrance brute de brute, sans béquilles. Rideaux fermés, lumière éteinte, le corps semble au repos alors qu'en son sein une bataille fait rage : la volonté contre la douleur. L'arme la plus redoutable de la douleur n'est pas l'intensité, mais le temps. La volonté doit alors faire preuve non pas de patience, mais d'endurance. En enfer, les minutes semblent des heures. Rejeter les mots tels que colère, solitude, feu, impuissance, cervelle éclatée, injustice. Penser à David contre Goliath. Penser à après, après, après...

Arrive enfin le soir. Assoupissement et migraine étant incompatibles, la nuit s'annonce longue. Elle l'est. Les bruits du couloir, la vitre de ma porte diffusant la lumière, tout cela ne m'aide pas. L'accueil des migraineux en cure n'est apparemment pas encore au point.

À minuit, je réclame, piteuse, deux Propofan (je ne veux pas utiliser les miens, par principe). Ils me sont accordés. C'est un verre d'eau sur une forêt en flammes. Vers 3 heures du matin, je finis par tomber dans un demi-sommeil.

Troisième journée.

– Bonjour, c'est pour la température.

Aaahh ! Trop fatiguée pour protester, je me contente de soulever le bras pour attraper ce foutu instrument antédiluvien qui semble remplacer ici le réveil-matin.

Je suis épuisée. La douleur n'est pas plus intense que celle déjà éprouvée lors de nombreuses crises. La différence réside dans la durée. Courir sur des braises est moins difficile que s'étendre dessus pour faire un petit somme.

– Éteignez cette putain de lumière !

Cet ordre a été hurlé rageusement par l'occupant de la chambre d'en face. Un migraineux en colère. Ce côté « révolté grossier » m'étonne. J'ai toujours imaginé les autres migraineux à mon image : résignés et silencieux. Comme quoi, tous les migraineux n'ont pas le même caractère.

À midi, je dis pouce. À l'aide ! Un Valium m'est généreusement accordé. Un trou noir délicieux m'aspire. Rideau.

Quatrième journée.

– Bonjour, c'est pour la...

– Je sais.

Tiens, ce matin, je me sens légère ! Comme revenue d'un long cauchemar.

Mon cerveau vient de vivre trois jours d'embouteillages neuronaux. Mais aujourd'hui, la circulation fluide de mes pensées m'étonne et m'enchante. Tout se révèle si simple ! Se lever sans effort, regarder le ciel bleu sans douleur, réfléchir sans rafistoler en urgence le réseau neuronal qui s'effrite. Quel luxe de posséder une tête en bon état de marche ! Quel confort de vie !

L'après-midi, visite du professeur :

– Tout s'est bien déroulé.

– J'ai pris des cachets.

– Je sais, c'est normal. Mais la cure a été efficace, je suis content.

Moi aussi, je devrais être contente, avec mon cerveau tout neuf. Pourtant, l'adjectif le plus approprié serait plutôt « vidée ». Vidée de mon énergie, mais aussi des substances chimiques. Un autre mot me vient à l'esprit : éléphant.

Un éléphant marchant sur des œufs. Le moindre faux pas risque de faire revenir la migraine. L'ennemi s'est enfui, mais doit roder quelque part. Vigilance.

De retour chez moi, je vis un rêve éveillé : je suis capable d'être « normale » sans béquilles médicamenteuses ! Je suis madame Tout-le-Monde, c'est-à-dire Superwoman !

33

Réveil difficile

Un mois sans migraine ! Le bonheur existe. Je m'endors, impatiente d'être demain pour profiter de la vie.

– Rendez-le moi !

Où suis-je ? Sûrement sur un petit bateau en pleine tempête car la houle est forte. Coup d'œil sur le réveil : il est 2 heures du matin. Nouveau cri de colère dans l'obscurité :

– Arrêtez, rendez-le moi !

Quelques hypothèses me traversent rapidement l'esprit : il se bat avec les draps, pensant qu'il s'agit de son manteau qu'on lui vole ? Il négocie au téléphone avec les ravisseurs de son fils ? Il menace d'une arme un terroriste afin de récupérer un explosif ?

La réponse m'est donnée avec la lumière. Du moins, un début de réponse. La literie est en place, mais pas mon mari : il se tient debout sur le lit, les bras en l'air, observant le plafond. Il tente de saisir un objet invisible.

– Qu'est-ce que tu fais ?

Ton blasé, voire défaitiste.

La réponse est nettement plus énergique :

– Quelqu'un me vole mon appareil photo ! Mon appareil s'envole ! Je dois le récupérer !

– La seule chose qui s'envole en ce moment, c'est ton esprit !

– Mais t'es aveugle ! Regarde !

– Réveille-toi.

– Mais je ne dors pas ! On me vole mon appareil photo, et toi, tu t'en fous !

C'est dingue : je suis en train de me faire engueuler par quelqu'un qui dort. C'est une vraie querelle, à la différence qu'il n'en aura aucun souvenir demain matin.

– On dit d'un enfant turbulent qu'il est sage lorsqu'il dort. Moi, j'ai un mari qui me stresse MÊME quand il dort. J'en ai marre !

Pourquoi prendre la peine de lui parler ? Il ne comprend pas.

– Moi aussi, j'en ai marre ! Tu me prends pour un con !

Ah si, il a compris.

Que faire ? Poursuivre cette conversation stérile, ou l'abandonner à son problème et finir ma nuit sur le canapé du salon ?

Dernière tentative :

– Florent, arrête !

– Et le laisser partir avec mon appareil photo ? Jamais !

OK, j'opte pour la seconde option : j'attrape rageusement une couette, fais claquer la porte en sortant dans l'espoir de le réveiller (ses sauts de gymnaste sur le matelas prouvent l'inefficacité de ma tentative) et déplie rapidement le canapé-lit du salon.

Un mélange de colère et de déception me tient éveillée durant trois heures.

7 heures du matin.

Réveil avec la gueule de bois, sans la fête. Je veux une vraie nuit de sommeil ! Le célibat est-il la seule solution pour dormir tranquillement ? Les célibataires récalcitrants sont-ils plus futés que les autres ? Ils vivent seuls, mais ils dorment ! Un divorce peut-il être prononcé pour cause d'« agitation nocturne entraînant un manque de sommeil provoquant des migraines chroniques » ?

En journée, Florent m'épuise à force de toujours parler. La nuit, il m'épuise en dormant. Mais suis-je prête à l'envoyer épuiser quelqu'un d'autre ? La réponse est non.

Ma préoccupation immédiate est plus pratique : comment préparer mon fils pour l'école et faire l'aller-retour avec un cerveau semblant peser dix kilos ?

Superwoman vient de perdre ses pouvoirs après quatre semaines d'accalmie. La boîte à pharmacie a encore de beaux jours devant elle. Je n'ai pas le temps de m'appesantir sur cette nouvelle défaite, Alex attend son petit déjeuner.

Je pourrais demander de l'aide à Florent, mais le secouer durant vingt minutes pour qu'il ouvre un œil est aussi fatigant que d'assumer le rôle de la maman dévouée.

Ne pas réfléchir. Faire.

8 h 40.

De retour de l'école, je trouve Florent installé devant un bol vide. Le regard noir qu'il jette sur moi me donne envie de fuir à l'autre bout du monde. Pitié ! Pas de discussion ce matin ! Je ne suis pas en état de me défendre.

– Le canapé-lit est défait.

Il aurait pris le même ton pour me dire : « Ton amant a laissé un message. » Je tente la décontraction pour expédier le sujet.

– Pour dormir, c'est plus pratique.

– Tu es partie à quel moment ?

– Lorsque tu m'as insultée parce que je ne voyais pas ton voleur d'appareil photo.

– Ah, oui... Je me rappelle.

Le ton s'est radouci, mais les excuses brillent par leur absence. Il joue même la victime.

– Tu m'as agressé alors que j'étais stressé.

– Tu m'as réveillée brutalement alors que je rêvais tranquillement.

– Je ne l'ai pas fait exprès !

– Je sais bien, mais le résultat est devant toi : une femme aux jambes vides et à la tête lourde.

– Et c'est encore de ma faute !

– Oui, si tu considères que tu refuses de faire chambre à part alors que tu ne t'es même pas rendu compte que j'avais quitté la chambre cette nuit. De toute manière, je ne te demande plus ton avis. Ce soir, je dors directement dans le canapé.

– Super ! Et qu'est-ce que je vais dire à mes copains ?

– À tes copains ?! Tu dormais avec moi pour faire plaisir à tes copains ?

– Tu sais très bien ce que je veux dire.

– Sincèrement, non !

– Si je leur dis, ils vont croire que notre couple va mal.

– Mais c'est au contraire si nous continuons à dormir ensemble que notre relation va dégénérer !

– Tu as une conception du couple légèrement différente de la norme.

– Je m'en fous de la norme ! Si j'appartenais au groupe des chanceux se contentant de six heures de sommeil, cela ne me dérangerait pas de perdre deux heures par nuit.

– Mes crises ne durent pas deux heures !

– Justement ! C'est là où je t'en veux. Tu hurles dix minutes et te rendors comme un bébé, alors qu'il me faut deux heures pour me calmer.

– Tu m'en veux d'être somnambule ?!

– Non, je t'en veux de ne pas te rendre compte que je paye la fatigue avec des migraines. J'en arrive à croire que tu es insensible.

– Insensible! Je te défends toujours lorsqu'une personne minimise les inconvénients d'une migraine.

– Devant les autres... oui. Mais de la théorie à la pratique...

– Est-ce qu'une seule fois, je t'ai reproché d'être migraineuse?

– Il ne manquerait plus que ça!

– Je pourrais. Ce n'est pas facile pour moi.

– Pauvre bichon! Je sais que tu n'aimes pas te retrouver seul devant la télé les soirs où j'ai une migraine, mais il me semble que tu es assez grand pour comprendre que ta place est plus enviable que la mienne.

– Je ne réfléchis pas comme ça.

– Tu devrais! Surtout en ce moment : après les efforts que j'ai faits pour me sevrer, je ne veux pas tout gâcher. Et tu pourrais comprendre que faire chambre à part n'est pas un acte contre toi, mais pour nous. Mon unique but est de ne plus me réveiller avec l'impression d'être passée sous un rouleau compresseur. Je veux juste être en forme pour avoir une relation correcte avec toi.

– En me rejetant.

– Je ne te rejette pas! Je m'éloigne de tes crises de somnambulisme. Même ton collègue journaliste ne veut plus partager une chambre d'hôtel avec toi depuis que tu as hurlé en pleine nuit qu'un python rampait sur son lit!

– J'avais oublié de le prévenir.

Rires de connivence au souvenir de cette anecdote. C'est le moment de mettre fin en douceur à cette dispute.

– Je suis crevée ; je retourne me coucher.

– Dans quel lit ?

Retour du masque tragique. Rancune en perspective. La douleur crânienne qui s'est nourrie de l'énervement m'épargne l'empathie et la culpabilité.

Médicaments. Trou noir.

34

Femme sans cachet

Ce soir, je suis fière de moi. J'ai vécu la journée d'une épouse et mère en pleine forme suivant sa petite troupe dans toute la capitale. Au menu : restaurant, musée et cinéma. J'ai survécu ! Il est 20 heures.

– Maman, j'ai faim. On arrive quand ?

– Dans vingt minutes.

Mensonge. Nous sommes coincés dans l'habituel embouteillage du périphérique. Malgré cela, un sourire ne quitte pas mes lèvres. Florent a vécu une journée-marathon comme il les aime. Il doit la savourer et va certainement partager sa joie avec moi. Je ne me suis pas ménagée afin de lui prouver que sa femme est « énergique, enthousiaste et moderne ». L'a-t-il remarqué ? Il se tourne vers moi :

– Tout le périphérique est bouché. On arrive à la porte d'Auteuil, on peut rejoindre l'A13 en direction de Rouen.

– Merci pour l'information, mais nous habitons de l'autre côté, au cas où tu l'aurais oublié.

– Avec cet embouteillage, autant partir en Normandie. On se prend un petit hôtel sympa et demain, à nous la plage !

– Mais il faut deux heures pour aller en Normandie !

– Qu'est-ce qui nous empêche de le faire ?

– La fatigue, et surtout...

Je fouille frénétiquement dans mon sac à main. Florent ironise :

– Tu cherches ton maillot de bain ?

Je fixe le fond de mon sac avec la perplexité d'une mère trouvant du hachisch sous le matelas de son fils.

– Je ne comprends pas ! Mon sac est vide.

– Tu rigoles ! Prévoyante comme tu es, il contient sûrement de quoi pique-niquer et guérir Alex d'une bronchite foudroyante.

– C'est vrai, mais il manque l'essentiel : mes cachets.

– Tu es partie sans médicaments ! ?

– C'est la première fois que je les oublie.

– On s'arrêtera dans une pharmacie.

– Ils ne sont donnés que sur ordonnance.

Une peur rétrospective me tétanise : j'aurais pu me retrouver loin de chez moi, sans comprimé, avec une crise carabinée. Je suis nue. Un bébé sans doudou. Une unijambiste sans béquilles. Mon silence fautif est brutalement interrompu.

– On se prive donc d'une balade en Normandie à cause de tes médicaments ? !

– On vient de passer une journée superbe ; ça ne te suffit pas ?

– C’est pas une raison pour ne pas partir. On est sur le chemin !

– Le périphérique de Paris mène à toutes les villes.

– Mais on y est presque !

– En Normandie ?! Nous ne sommes même pas sortis de Paris ! Tu avais la grippe le jour où ton institutrice a enseigné la notion des distances ?

Florent plisse les yeux. Et ce n’est pas à cause du soleil.

– Tout ça à cause de tes médicaments !

35

Petit repas entre amis

Nous sommes invités chez David. La chance est avec moi (à défaut de la force) car j'émerge d'une belle migraine de soixante-douze heures. Or, la vie d'un migraineux alternant les tempêtes et le soleil avec régularité, ma météo personnelle prévoit du beau temps pour quelques jours. Ces prévisions sont fiables seulement à court terme. Plus les beaux jours passent et plus le risque d'orage augmente. La plupart des migraineux possède un signal d'alerte. Le mien semble être, paradoxalement, une forme éblouissante. Je me sens alors invincible et prête à repousser la migraine qui osera s'aventurer sur mon territoire. Ce qui me laisse d'autant plus dépitée lorsque le premier éclair me foudroie sur place. Après trois jours d'orage, je veux profiter des plaisirs de la vie, comme un vacancier sachant qu'il n'aura que quelques jours de congés.

Cette soirée m'enchante. Notre dernier repas ensemble remonte à deux années. À l'époque, je travaillais. Ce soir, je suis l'unique invité (sur huit personnes) à ne pas payer de cotisations sociales. D'ailleurs, cela semble inquiéter tout le monde :

– Tu ne t'ennuies pas ?

– Non ! Je peux enfin lire, sortir plus souvent et profiter d'Alex.

Florent tique sur le mot « souvent », mais reste silencieux. David est ravi de nos retrouvailles. Il me présente sa nouvelle compagne qui semble être à l'opposé de sa copine de fac pour laquelle notre amitié avait battu de l'aile. Je la trouve immédiatement sympathique. Elle est professeur d'anglais et s'inquiète de ma situation :

– Tu as simplement pris une année sabbatique ? Tu n'as pas démissionné ?

Je crâne :

– Bien sûr que non ! Juste le temps de trouver un traitement de fond efficace contre les migraines, et je retourne au front !

David intervient :

– Tu as toujours tes migraines ?

J'acquiesce avec un mélange de culpabilité et de déception. Culpabilité car je me sens fautive de ne pas être guérie ; déception parce que le sentiment de culpabilité me vient des autres. Mon regard se pose sur Florent. Je m'attends à ce qu'il précise : « Mais Delphine ne fait pas beaucoup d'efforts. » Il se contente de m'observer.

Une fille fronce les sourcils :

– Ce n'est pas à cause des migraines que tu as arrêté ton travail ?

– Si.

Je lui aurais annoncé que la cause de mon congé était un mauvais dosage du café de la salle des profs, cela lui aurait semblé plus justifié. Les regards échangés en disent long sur l'opinion qu'ils se font de ma bonne foi.

Durant une seconde, je pense à changer de sujet. Faire une mise au point me donnera le sentiment de me plaindre. De plus, détailler une crise de migraine revient à décrire les couleurs à un aveugle de naissance. Ce qui explique sûrement pourquoi les migraineux parlent peu de leur maladie. Mais mon silence, teinté de gêne, pourrait être mal interprété. J'avance donc sur la pointe des pieds.

– Une crise de migraine est très différente d'un mal de tête.

Quelqu'un approuve :

– Oui, ça peut durer deux jours, je crois.

Les amis de David semblent intéressés. Je me lance franchement :

– Et parfois plus longtemps. Mais ce que l'on ressent est aussi très spécial. Pendant une crise, il m'arrive d'avoir l'impression que tout se déroule au ralenti : mes gestes, la voix des autres. Les sens sont modifiés : la simple lumière du jour me donne l'impression de fixer directement le soleil, la moindre odeur me soulève le cœur... Je dois même avouer des envies de meurtre sur la personne de mon cher mari lorsqu'il a le malheur de racler sa fourchette sur son assiette ! Ce petit bruit est, pour moi, un marteau-piqueur en action. Si je vous dis que je crois parfois que mon crâne va éclater, ce n'est pas une simple expression.

– C'est horrible ! s'exclame une fille avec un air désolé.

J'ai envie de les embrasser ! Ils ont vraiment écouté mes explications, sans les remettre en cause.

Une loi physique semble s'établir : plus mes liens avec une personne sont étroits et plus ma difficulté à faire reconnaître mon handicap est grand.

Pourquoi les amis de David ont-ils été convaincus après quelques précisions alors que David, avec qui j'ai partagé quatre années à l'université, semble ne pas vouloir admettre mes difficultés ?

La psy consultée à l'époque m'avait expliqué qu'il s'était habitué à l'image positive que je m'efforçais alors de renvoyer. Il lui est donc difficile de superposer à cette image celle de mon visage figé de douleur.

J'ai le même problème d'image qu'une rock star que l'on imagine toujours au comble du bonheur !

Mais comment analyser le comportement de Florent ? Il connaît les coulisses, reconnaît la maladie, s'inquiète de mon état lorsque nous sortons. Et, simultanément, il se braque quand je m'accorde des nuits réparatrices en solo ou que je suis contrainte d'annuler une sortie. Serait-il las de partager son quotidien avec une « personne compliquée » ? J'ai tenté de simplifier la situation en ne me plaignant jamais, en lui accordant toute ma confiance lors de ses sorties de plus en plus fréquentes, entre copains. Si Florent était égoïste, il apprécierait d'avoir une femme trop occupée par ses migraines pour régenter sa vie. Mais il a une haute opinion de l'amour : « Ils furent heureux et eurent beaucoup d'activités en commun. » Il n'était pas prévu que la princesse s'essouffle et que le prince soit incapable de rester au château plus de quinze minutes.

– J'imagine que tu as essayé les médecines douces comme l'acupuncture ? me demande la compagne de David.

– Le terme « douce » pour qualifier l'acupuncture a dû être donné par un fakir ! Mais oui, j'ai testé pas mal de choses.

– Et l'alimentation ? Depuis que je suis végétalienne, je me sens vraiment plus en forme. Tu devrais commencer par éliminer les laitages et la viande.

– Si c'était aussi simple... J'ai tenté de voir si un aliment me provoquait une crise et je n'ai rien trouvé. Par contre, lorsque j'ai faim et que je suis en hypoglycémie, j'ai systématiquement une migraine.

David ironise gentiment :

– C'est terrible, tu ne pourrais pas faire Koh Lanta !

J'en rajoute :

– Sachant que les migraineux craignent aussi la chaleur, le manque de sommeil et le stress, imaginez une équipe de migraineux ! Il n'y aurait même pas besoin d'inventer des épreuves pour éliminer les participants !

– Tu dois être actuellement en hypoglycémie, alors à table !

36

Entourée de migraineux !

Je suis entourée de deux cents migraineux ! Non, il ne s'agit pas d'un rêve, ni d'un cauchemar, mais de la journée annuelle du club « Migraine et céphalées ». Certains passent leurs samedis à jouer au golf ; moi, je m'éclate avec mes « copains de galère ».

Que se racontent deux migraineux qui se rencontrent ? Ils parlent traitements avec le même langage obscur pour le commun des mortels que lorsque deux informaticiens discutent de Windows.

Les migraineux existent ! Je les ai rencontrés ! Et ils sont normaux ! Pas de coincés ou d'hystériques, mais des personnes intéressées par les conférences qui nous sont proposées, intervenant sans complexes et avec humour. Le migraineux peut avoir de l'humour ! Voilà qui révolutionne l'idée reçue de l'introverti à la limite de l'autisme.

Le migraineux est également revendicateur. Ce qui est logique, puisqu'il a vécu caché durant des siècles. De nos jours, certains osent parler. Mais il reste difficile pour un homme d'avouer avoir un « problème de bonne femme ». Imaginez les moqueries des collègues : « Alors, dans ton couple, c'est toi qui dis : " Pas ce soir, chérie " ? » La virilité en prend un coup. En fait, la migraine est une maladie honteuse non sexuellement transmissible ! Ces difficultés de communication sont d'ailleurs évoquées par un quinquagénaire se plaignant de n'être pris au sérieux ni dans son entourage professionnel, ni dans sa propre famille. Un spécialiste lui répond doctement qu'il suffit de « bien communiquer ». Murmure général d'indignation dans l'assistance. Le pauvre conférencier ne connaît pas le potentiel de colère couvant derrière ces deux cents cerveaux incompris !

L'intervenant suivant est plus efficace qu'un tour-opérateur pour vanter les attraits de la Chine. Il lui suffit pour cela de nous apprendre qu'il n'y a que 1 % de Chinois souffrant de migraine, alors qu'en Europe nous représentons 12 % de la population. La nourriture chinoise, riche en œstrogènes, serait la cause de ce phénomène. Le climat interviendrait également.

Flash-back instantané sur mes voyages aux Philippines et en Thaïlande où le climat est semblable : aucun souvenir de migraine ne resurgit. Hum, cela me donne une idée sur ma prochaine destination...

Arrive alors le moment le plus sympathique de cette journée de conférences sur les maux de tête, leurs causes, leurs conséquences et la manière de les gérer : la pause repas. Voici enfin l'occasion d'échanger avec d'autres humains souffrant du même défaut de fabrication que moi.

Les participants se répartissent entre les nombreuses tables dressées avec huit couverts. Je me retrouve ainsi avec sept femmes entre quarante et cinquante ans. Il est vrai que les femmes sont davantage touchées par cette maladie. Elles consultent aussi plus volontiers que les hommes. Non qu'elles soient spécialement douillettes, mais elles évoquent plus facilement ce problème avec leur médecin.

La connivence s'établit d'emblée. La fréquence des crises de chacune est le sujet d'entrée en matière, avant d'arriver au point crucial : les traitements testés, les effets secondaires et, bien sûr, les résultats.

En migraineuses quasi professionnelles que nous sommes, nous avons toutes expérimenté l'acupuncture et l'homéopathie, sans aucun résultat. De même pour les traitements de fond classiques.

– Moi, je prends un nouveau traitement qui semble marcher.

Un silence plein d'espoir suit cette phrase magnifique prononcée par une quinquagénaire aux yeux rieurs. Nous attendons la suite. Sur un ton de conspiratrice, elle nous glisse :

– Ça ne marchera peut-être pas pour vous et c'est un remède assez fort.

Ma voisine s'impatiente :

– Et c'est?

– Un antiépileptique. Plusieurs antiépileptiques sont utilisés par les Américains depuis quelques années pour les migraineux. Il y a des effets secondaires, mais personnellement, j'ai trois fois moins de crises qu'auparavant, alors je continue dans cette voie.

Je la presse :

– Et les effets secondaires ?

– Fatigue, baisse de la concentration et une perte de poids.

– Une perte de poids !

Cette dernière phrase a été déclamée en cœur et avec enthousiasme par quatre d'entre nous (dont je fais partie).

– C'est bien le premier antimigraineux qui fasse maigrir ! C'est génial !

D'après les lueurs qui viennent de s'allumer dans les yeux de mes acolytes, je viens de résumer la pensée générale.

Une brune soupire :

– Moi, j'ai pris huit kilos avec mon dernier traitement. Résultat : en plus d'être migraineuse, je suis grosse et déprimée !

Sa voisine lui pose la main sur le bras en souriant :

– N'oublions pas que les migraineux sont décrits comme des personnes organisées, sur lesquelles on peut compter.

La brune ne semble pas rassurée :

– Ces qualités sont plus appréciées par un patron que par un mari. D'autant plus qu'une migraine rend irritable.

– Mon mari n'est pas migraineux et pourtant, il est irritable ! insiste sa voisine en rigolant franchement.

La brune veut alors réentendre les bienfaits du nouveau traitement. Elle est attentive comme une enfant écoutant son histoire préférée. J'ai le sentiment d'être la grande sœur n'osant plus réclamer d'histoire, mais se réjouissant de l'entendre encore.

Nous avons à peine le temps d'extrapoler notre avenir avec ce traitement qu'il nous faut rejoindre l'auditorium.

Un premier intervenant explique comment réagir face à la douleur.

Un deuxième parle de l'abus médicamenteux, sujet qui, d'après les questions du public, concerne de nombreuses personnes. Le troisième intervenant présente la nouveauté de l'année en matière de migraine : les antiépileptiques. Deux cents stylos griffonnent frénétiquement toutes les informations : trois antiépileptiques sont donnés aux migraineux, avec succès. On nous prévient des effets secondaires : perte de poids pour le plus utilisé et prise de poids pour les deux autres. Apparemment, l'attention du public, constitué à 80 % de femmes, s'est bloquée sur le premier, car des applaudissements retentissent spontanément. Les migraineuses se sont transformées en supportrices enflammées. L'image du migraineux coincé est sévèrement égratignée !

Le spécialiste explique l'efficacité du traitement par son action modératrice au niveau des connexions nerveuses, ce qui diminue la contraction des muscles.

Mes propres migraines étant actuellement engendrées par des contractures au niveau des cervicales et du dos, je souris à la perspective d'un avenir tout en douceur.

Pour conclure la journée, on nous apprend avec fierté que, dorénavant, quelques heures de cours, en quatrième année de médecine, traiteront des migraines. Doit-on dire merci ? Nous nous contenterons de : « C'est bien, peut mieux faire. »

Il faut tout de même reconnaître que les chercheurs s'intéressant à la migraine sont de plus en plus nombreux. La commercialisation fructueuse des Triptan serait-elle la cause de cet intérêt soudain ? Les laboratoires ont dû réaliser que le marché mondial des migraineux représente sept cents millions de personnes !

Je sais désormais que j'appartiens à une très grande famille.

37

Des effets pas si secondaires

Mon généraliste recevant sans rendez-vous l'après-midi, je me retrouve face à lui dès 14 heures. Il était à l'origine le médecin d'Alex, et, devant les résultats toujours satisfaisants de ses recommandations, je lui ai ajouté, depuis trois mois, la tâche d'anéantir mes migraines. Nous avons commencé par tester les rares traitements de fond que je ne connaissais pas encore; sans succès, bien sûr.

Après lui avoir raconté mon samedi chez les migraineux, je le questionne au sujet des antiépileptiques. J'ai totalement confiance en son jugement : il fait partie des médecins qui prennent la migraine au sérieux. Pour résumer, ce généraliste fait son métier correctement.

Il explique :

– Pour soigner la migraine, on utilise de plus en plus de traitements destinés au départ à d'autres pathologies. Par exemple, l'Avlocardyl était à l'origine destiné aux cardiaques. Puis, certains patients ont remarqué que le médicament diminuait la fréquence de leurs migraines.

Les laboratoires l'ont donc lancé comme antimigraineux, avec succès. Pour les antiépileptiques, le phénomène est très récent.

– J'ai fait des recherches sur Internet : aux États-Unis, de nombreux antiépileptiques sont donnés aux migraineux. En France, il n'y en a que trois.

– Deux. Le troisième est accordé seulement en hôpital. Dans votre cas, un antiépileptique peut se révéler efficace.

– Je peux tester celui qui fait maigrir ? J'en ai assez de prendre des kilos à chaque traitement !

Le médecin sourit en attrapant son carnet de feuilles d'ordonnance.

Pour la première fois, je sors d'un cabinet médical avec la certitude de détenir LE médicament.

Huitième jour de traitement.

Je somnole en observant le contenu de mon frigo ; il faudrait que je fasse les courses. Trop fatiguée. La somnolence fait partie des nombreux effets secondaires indiqués sur la notice du médicament. Je ne m'inquiète donc pas d'être léthargique depuis une semaine. Cet état devrait être passager. Il est 15 heures, je me laisse tomber dans un fauteuil et attrape un livre. Après avoir parcouru la moitié de la première page, je me rends compte que mon cerveau fait l'école buissonnière car je n'ai absolu rien retenu. Je reprends la lecture du début. Mes yeux glissent sur les mots sans en comprendre le sens. « Delphine, concentre-toi, allez, on recommence... »

La sonnerie du téléphone me réveille. Ma montre indique 17 heures! Au bout du fil, la directrice de l'école primaire m'informe qu'Alex attend depuis trente minutes. Oups.

21 heures. Florent et moi sommes blottis sur le canapé, prêts à regarder un bon film.

– Delphine, hou! hou!

– Quoi?

– Tu dormais. C'est la première fois que tu t'endors devant un film.

J'ai l'impression d'avoir avalé une demi-boîte de somnifères.

– Je ne comprends pas, j'ai déjà dormi tout l'après-midi... Bon, je vais au lit...

– Maman... mamaaann!

– Hum...?

– C'est déjà 11 heures et papa m'a demandé de te réveiller.

– Quoi! Papa s'est levé avant moi?!

– Oui, lève-toi, t'as assez dormi.

C'est le moins qu'on puisse dire! Alors pourquoi j'ai du mal à ouvrir les yeux? Aujourd'hui, je dois augmenter la dose de mon traitement en passant de deux à trois comprimés par jour. Je risque de rentrer en hibernation. Le côté positif sera que je ne m'énerverai plus pour un rien contre Florent et Alex, comme je le fais depuis quelques jours. Je ne me reconnais plus.

Quinzième jour de traitement.

L'ambiance familiale est électrique. Je ne supporte plus rien. Alex a fait tomber sa fourchette pendant le dîner ; j'ai réagi comme s'il me l'avait plantée dans la cuisse. Le regard que Florent m'a lancé aurait dû m'arrêter, mais non, c'était plus fort que moi. Pour me rassurer, j'ai parcouru pour la dixième fois la notice du médicament : « ...irritabilité, sautes d'humeur, confusion mentale... idées suicidaires... » Je dois tenir bon jusqu'à ce que les effets secondaires s'estompent. En fin de compte, la prise de poids est moins dangereuse. Si encore j'avais moins de migraines ! Ces deux dernières semaines, j'ai subi deux crises et, entre les deux, mon cerveau est resté sur « off ». J'imagine le médecin : « Il faut PERSÉVÉRER. » Bon, je m'accroche.

J'arrive sur le quai du métro : il est là et apparemment tout le monde est déjà monté. Les portes ne vont pas tarder à se refermer. Je ne prends jamais le risque de monter après la sonnerie. Pourtant, aujourd'hui, mes jambes m'amènent lentement vers une porte. Au moment où mon pied se pose dans la rame, les battants commencent à se refermer. Mon corps continue à avancer au ralenti. Il me semble que la sonnerie retentit de manière très étouffée. Le souffle des battants se refermant violemment dans mon dos agit comme un seau d'eau froide sur mon crâne ; la sonnerie éclate contre mes tympans. Quelques regards réprobateurs me font savoir mon inconscience. Une peur rétrospective m'ordonne de stopper immédiatement ce traitement qui m'a totalement décérébrée !

– Alors, ce traitement ?

– Assommant, et c'est un euphémisme.

– Et vos migraines ?

– Toujours là.

– Les doses sont insuffisantes.

– D'autant plus que j'ai tout arrêté.

– Ah.

– Je suis habituellement peu sujette aux effets secondaires en dehors de la prise de poids. Mais là, ils sont plus handicapants que les migraines.

– À ce point ?!

– J'ai failli me faire découper en deux par une porte de métro tout en gardant un sourire de bébé qui s'endort.

– Ah.

– Vous avez vu la notice ? Il y a trente-trois effets « plus ou moins gênants », le dernier de la liste étant « tentative de suicide » !

– Quels effets gênants avez-vous ressentis ?

– Somnolence, nervosité, problèmes de concentration et de mémorisation. Ça peut sembler sans importance, mais la somnolence était profonde et permanente, ce qui rend impossible, voire dangereux, les actes de la vie quotidienne.

– Il y a le second antiépileptique, moins utilisé contre les migraines mais également avec moins d'effets secondaires... Juste parfois une prise de poids.

– Hum...

– Testez-le, ça vaut le coup d'essayer. Vous augmenterez les doses progressivement en commençant par un comprimé par jour la première semaine puis deux par jour la deuxième semaine pour arriver ensuite à trois comprimés par jour.

– Bien...

En contrepartie d'une vie sans migraine, quatre ou cinq kilos de plus ne pèsent pas bien lourd sur la balance.

Huitième journée de traitement.

Plus deux kilos et une migraine ! J'augmente tout de même la dose et entame un régime. Je l'aurai, je l'aurai !

Quinzième jour de traitement.

Deux autres kilos supplémentaires malgré un régime strict, mais pas de migraine. Un hasard ? Je poursuis en montant à trois comprimés.

Dix-septième jour.

Deux kilos en deux jours ! Chaque petite gélule avalée me « coûte » 300 grammes en plus.

Dix-huitième jour.

Le compte y est ! Un kilo de plus qu'hier ! Cette escalade est angoissante. Bon, je redescends à deux comprimés par jour pour limiter les dégâts et voir ce qui se passe côté migraine.

Vingt-sixième jour.

Pas une seule migraine depuis pratiquement trois semaines ! Le bonheur ! Dommage que celui-ci soit fortement égratigné à chaque fois que mon regard croise un miroir. Ce traitement m'a allégé la tête mais alourdie de dix kilos.

Je me dis qu'il ne faut pas être superficielle. Tant pis si je suis grosse, très grosse ; car sans migraine, je pourrai être enfin « moi ». Le problème, c'est qu'avec tous ces kilos en plus, je ne me sens plus « moi ». Mais ça pourrait être pire : j'aurais pu grossir ET avoir encore des migraines. Eh bien, c'est exactement ce qui va m'arriver puisque j'arrête les dégâts à « plus dix kilos ».

Ce nombre est symbolique ; si je le dépasse, je... je préfère ne pas y penser ! Capitulation. Abandon des antiépileptiques pour cause de non-compatibilité. Je vais attendre deux semaines avant d'aller avouer mon échec au médecin. Comme cela, il n'osera pas me faire recommencer le protocole depuis le début.

Deux semaines plus tard.

Le médecin est content. Il a enfin trouvé une arme efficace contre mes migraines. Je lui promets de l'utiliser en cas de nécessité absolue (lorsque je retravaillerai). Pour le moment, je dois m'attaquer aux nouveaux envahisseurs : les kilos.

Je ressors sans ordonnance. Je me sens toute nue.

38

Article féminin singulier

Certains collectionnent les boîtes de camembert ; moi, ce sont les articles traitant (si l'on peut dire) de la migraine.

J'achète avec frénésie tout en redoutant un article réchauffé. Cependant, un zeste d'espoir me pousse à débourser une petite somme en contrepartie d'une promesse de solution. Avant 1998, le mot « fatalité » faisait partie de tout bon article de presse évoquant la migraine. À partir de 1998, l'arrivée des Triptan donna des titres enflammés : « *La migraine n'est plus une fatalité !* » ou « *La révolution des Triptan* ». Quelques années plus tard, la modération est de retour. Non, la migraine n'a pas disparu. Il faut soigner les malades « *au cas par cas* ». On ressort toutes les « *petites recettes* » à ne pas négliger, même si « *la thérapeutique fait des progrès chaque année* ».

Aujourd'hui, un mensuel me promet qu'il y a « *de l'espoir pour la migraine* ». Titre aussi racoleur pour moi que la vie amoureuse de Lorie pour une fillette de dix ans. J'achète.

Une fois rentrée chez moi, je m'installe sur le canapé et ouvre le magazine. L'excitation et l'appréhension agitent mon cœur. Cet article est comme un petit cadeau offert à une amoureuse espérant une bague de fiançailles : les secondes qui vont suivre lui procureront une joie indicible... ou la plongeront dans un abîme de déception.

Voici la bonne page. L'article est d'un genre nouveau : il s'agit du témoignage d'une migraineuse. Après avoir rapporté les observations des médecins durant des années, on donne enfin la parole aux « concernés ». Première phrase de l'article :

« *Comment j'ai vaincu mes migraines... sans médicaments.* »

Hum... Et pourquoi pas « Comment je me suis jeté du haut d'un pont... sans élastique » ?

Mais restons positifs ; je vais sûrement apprendre quelque chose.

Lecture :

« *Dans la famille, on est migraineuse de mère en fille. Cela ressemble à une malédiction.* »

J'adore ! C'est moi ! Elle a réussi à guérir, alors pourquoi pas moi ? Vite, la suite :

« *Mes banales céphalées sont devenues des migraines après l'extraction de mes dents de sagesse. J'avais dix-sept ans.* »

Mes sourcils se froncent. Quel rapport entre ses dents et le fait que sa mère soit migraineuse ? Elle s'éloigne de ma situation personnelle, ça ne va pas du tout !

« *[...] pendant trois ans, j'essaie les traitements les uns derrière les autres : ceux qui font grossir, ceux que je ne supporte pas comme ceux qui modifient mon comportement [...].* »

Bienvenue au club ! Grosse, folle et migraineuse ! Voilà notre lot quotidien !

« *[...] traitements inefficaces [...]. Mais on me conseille de consulter un psy, parce que, si je suis migraineuse, c'est que je suis " un peu dépressive ". Quel migraineux n'a pas entendu cette phrase révoltante [...]. Ça ira mieux quand vous aurez un petit copain.* »

Ah bon ?! Pourtant, depuis mes dix-sept ans, j'ai toujours eu à la fois un petit copain et de grosses migraines !

« *À vingt-deux ans, je prends l'habitude de dissimuler à mon fiancé la gravité des crises. Je ne veux pas qu'il me considère comme une malade.* »

Elle a une maladie, une vraie, handicapante et atrocement douloureuse. Mais elle ne veut pas être considérée comme une malade. Tiens, cela me rappelle quelqu'un ! Voici le nœud du problème de la relation migraineux/non-migraineux. On voudrait que les autres nous reconnaissent comme malade, mais on fait tout pour cacher cette maladie de peur que les autres nous prennent pour des malades imaginaires. C'est le serpent qui se mord la queue !

Se plaindre d'une douleur invisible, c'est prendre le risque de passer pour une personne qui s'écoute un peu trop, donc un peu « fragile ». Cette personnalité expliquerait ainsi facilement les migraines, CQFD. La seule solution pour le migraineux qui refuse de passer pour un hypocondriaque, c'est de souffrir en silence. La suite du récit le prouve :

« À vingt-trois ans, je me sens seule. Mais je n'ai pas d'autre choix que de continuer à lutter. Et ça me rend très forte. »

Cette dernière phrase résonne en moi. À vingt-trois ans, moi aussi, je me sentais forte. Je résistais à la douleur sans jamais plier. Vingt années de lutte ont usé l'armure et le combattant. Mais si cette jeune battante a gagné la guerre, pourquoi pas moi ?! Vite, la suite de l'article !

« Un médecin me fait découvrir des points extrêmement sensibles au toucher sur le visage, la nuque, le dos et la bouche... qui disparaissent dès que mes dents mordent un cylindre de coton ! " Votre problème est d'ordre dentaire, mademoiselle " [...]. Il me fabrique une gouttière, un appareil qui emboîte les dents du haut et permet d'éviter les contacts directs entre les mâchoires. »

Déception. Grosse déception ! Je n'ai aucun problème dentaire. Cette histoire d'occlusion me semble douteuse. Je poursuis la lecture avec scepticisme :

« [...] Le résultat est immédiat. Dans les jours qui suivent, je dors mieux, mon corps est plus détendu. Je ressens parfois les signes annonciateurs de la migraine, mais elle ne se déclenche plus. [...] Je peux déjà sortir sans ma panoplie d'antidouleurs : la migraine ne fait plus partie de ma vie. »

Une vraie fin à la *Pretty Woman* : invraisemblable mais réjouissante !

Conclusion : je suis contente pour cette ex-migraineuse, mais le coup de la gouttière magique me laisse perplexe. L'article ira grossir ma collection. Je l'oublierai probablement assez vite.

39

Achat de gouttière

Repas de retrouvailles entre anciens camarades de l'école de journalisme de Florent. Champagne en guise d'apéritif. Jus d'orange pas très discret pour moi, mais c'est devenu ma carte de visite. Je questionne une amie, mais n'écoute pas du tout la réponse. Car une phrase prononcée au loin m'a fait dresser les oreilles tel un fennec détectant les pas d'un insecte sur le sable : « C'est une gouttière qui a soigné mon mal de dos. » Plus efficace qu'un radar, je repère instantanément l'auteur de ces belles paroles et me jette sur lui. Il m'explique ainsi avec enthousiasme qu'après avoir souffert du dos chaque jour durant dix années, il a finalement été sauvé par... son dentiste ! Le déplacement des lombaires provenait d'un déplacement des cervicales, provenant lui-même d'une asymétrie de la mâchoire. L'espèce humaine a tendance à oublier qu'elle n'est pas un simple assemblage d'organes, mais un réseau de communication et d'interactions. Un témoignage identique vu à la télé ou lu dans un journal m'aurait laissée sceptique (comme celui du magazine). Mais cet homme, je le connais depuis dix ans. Il n'est ni idiot, ni mythomane.

Je repars de cette soirée avec les coordonnées du fameux dentiste, aussi enthousiaste que s'il s'agissait du portable de Ricky Martin. Une chose est certaine : ce dentiste a plus de chance de me rendre heureuse que la bombe sexuelle latine.

– Comment vous sentez-vous ?

– Allongée sur un fauteuil de dentiste.

Le dentiste en question sourit et reprend son travail méticuleux. Il meule quelques cuspides afin de tendre vers un équilibrage lors du resserrement des mâchoires. Satisfait du résultat, il insiste pour connaître mon état psychologique. Je finis par rire :

– Je sens que ma vie va changer.

– Je l'espère pour vous. Mais le chemin sera long. Il faudra peut-être emprunter différentes voies.

Il parle de kinésiologie, de recherche intérieure et même de literie...

– Votre matelas n'est pas trop mou ?

– Non, il y a cinq ans, j'ai cédé à la mode des matelas à la japonaise. Mon dos le regrette amèrement. Je compense avec un oreiller-chamallow.

– Changez tout. Achetez un oreiller ergonomique qui tient bien la nuque, ce qui permet aux épaules de se relâcher ; et essayez un matelas légèrement plus mou.

Je suis tombée sur un dentiste *aware* (comme dirait Van Damme) et migraineux ! Deux migraineux ensemble ne peuvent que progresser... Mais pourquoi n'a-t-il pas soigné ses propres maux de tête ? Il a eu, comme moi, un accident de la route. Les cervicales sont de petites choses fragiles qui ne se guérissent pas du jour au lendemain. Il prend mes empreintes dentaires pour la fabrication de la gouttière qui sera prête dans deux semaines.

Arrivée chez moi, je « vole » le matelas d'Alex, plus mou. Vu son poids plume, Alex ne verra certainement pas la différence. Il dormira sur le mien (Florent et moi avons deux matelas « une place » accolés, ceci pour amortir un peu les sauts nocturnes de ma moitié). Cet échange de matelas est-il un petit pas de plus vers un monde meilleur ?

Ce matin, je suis retournée chez le dentiste avec le même engouement qu'une gagnante d'un soin gratuit chez une esthéticienne. Je suis devenue l'heureuse propriétaire d'un demi-cercle de résine destiné à recouvrir mes dents inférieures et me donner l'air sexy d'un boxeur. Ainsi les muscles masticateurs devraient se faire plus discrets au réveil. Une brindille ajoutée à mon futur nid douillet de femme épanouie.

Quel moment est le plus pénible dans la vie intime d'un homme ? Lorsqu'il surprend sa femme avec une gaine de maintien double épaisseur, ou lorsqu'il l'aperçoit de dos en nuisette, s'approche pour l'embrasser, et découvre un sourire à la Frankenstein ?

Si Florent était présent, il me remercierait de faire chambre à part de temps en temps.

Je me glisse dans les draps et m'endors sereinement.

40

Un, deux, trois, sommeil !

Mon dentiste *aware* m'a ramenée sur le chemin du moi et du surmoi. Je tente une dernière fois l'introspection.

J'ai pioché un nouveau psychologue dans mon carnet d'adresses magique. Il contient les coordonnées de spécialistes en tout genre, recommandés par des amis, collègues ou parents lointains.

Le praticien est, cette fois, un vieux monsieur. Si la vieillesse est gage d'expérience, c'est un bon point.

J'évoque d'emblée mes migraines et questionne :

– Que pouvez-vous faire pour moi ?

Réflexion silencieuse et professionnelle. Il s'enfonce dans son fauteuil et s'exprime comme s'il me livrait un secret d'État :

– J'ai totalement guéri une femme de ses angoisses en une seule séance d'hypnose durant laquelle elle s'est souvenue d'avoir été violée par son oncle.

Bravo, super pour elle. Mais quel est le rapport avec les migraines ?

Bon, d'accord, je vais jouer le jeu. On ne pourra pas dire que je n'ai pas tout testé ! Comme les adeptes de l'hypnose prétendent qu'il faut adhérer totalement à l'expérience pour avoir une chance de réussir, je fais appel à mes acquis en yoga afin de me détendre.

– Je vais compter de dix à un. Lorsque j'arriverai à un, vous dormirez, tout en restant concentrée sur mes paroles.

Arrivée à un, je n'ai pas vraiment l'impression de dormir. Il soulève légèrement mon poignet. Trouvant stupide de rester la main en l'air, je la laisse retomber. Il n'est pas dupe, mais poursuit le cérémonial. Arpentant la pièce, il psalmodie :

– Écoutez bien ce que je vous dis : à partir de cet instant, vous n'aurez plus mal à la tête, vos migraines vont disparaître. Lorsque vous vous réveillerez, vos maux de tête auront disparu. Je répète : à partir d'aujourd'hui, vous n'aurez plus de maux de tête.

Désirant faire preuve de coopération, je m'auto-persuade : « Oui, oui, à partir de maintenant, je n'aurai plus de maux de tête. » Ma concentration est perturbée par le grincement du plancher sous les pas de mon « hypnotiseur » qui me répète inlassablement cette belle phrase : « Vous n'aurez plus de maux de tête », grincement de plancher, « Vous n'aurez plus de maux de tête », grincement de plancher.

– Trois, deux, un, vous êtes réveillée.

Assez réveillée pour signer un gros chèque avec le sentiment d'avoir perdu mon temps. S'il m'avait répété

« Ce soir, une pluie de dollars s'abattra sur vous », cela aurait été tout aussi crédible.

J'abandonne la planète psy. Après tout, quelle langue parlerions-nous, de nos jours, en France, si Jeanne d'Arc, entendant des voix, s'était contentée de penser : « Je devrais aller voir un psy » ?

41

Discussion fructueuse

L'eau est tonifiante. J'ai bien fait d'accepter. Karine et moi barbotons au bord de la piscine tandis qu'une dizaine de nageurs amateurs alignent scrupuleusement les longueurs de bassin. Karine m'a invitée à son « break piscine », au milieu de sa journée de travail.

– Florent va bien ?

– Bof...

– Hou là...

– Ça fait des mois que notre relation est en dents de scie. Je crois qu'il ne supporte plus mes migraines.

– Mais il t'a toujours soutenue.

– Hum...

– Tu n'as pas l'air convaincue... Tes migraines ne font pas le poids face à treize années de vie commune.

– Tu as raison ! Elles m'ont obligée à quitter mon travail, elles n'auront pas mon mari !

Une voix, totalement inconnue, me répond avec énergie :

– Bien parlé ! Ne vous laissez pas faire !

Deux dames d'un certain âge, marchant prudemment sur le carrelage mouillé, ont surpris notre conversation, du moins ma dernière phrase. La plus frêle me lance un clin d'œil et insiste :

– Les petites jeunes, ça ne les amuse qu'un temps!

Me retournant vers Karine, j'ironise :

– Le problème est là : en treize ans de mariage, Florent n'a jamais regardé une autre femme et nous n'avons jamais eu le moindre problème. C'était trop beau, il fallait bien que quelque chose vienne tout gâcher.

Karine se racle la gorge et exprime prudemment sa pensée :

– Excuse-moi d'être rabat-joie, mais vous avez quand même eu quelques disputes.

J'admets :

– Oui, mais c'est parce qu'on a deux fichus caractères.

– J'adore Florent, mais il ne doit pas être facile tous les jours, il a une personnalité très forte.

– C'est vrai. Et je me bats chaque jour pour imposer la mienne.

– Malgré tout, on sent qu'il t'adore.

– Je doute que cela suffise pour qu'il accepte encore et encore d'annuler des soirées ou de se retrouver seul devant la télé.

– J'imagine mal Florent seul devant une télé.

Je réfléchis deux secondes.

– Tu as raison! Cela n'arrive pratiquement plus. En fait, il rentre de plus en plus tard! Je réalise qu'il appelle la plupart du temps pour m'annoncer qu'il sort au restaurant ou au cinéma.

– Sans toi ? Avec qui ?

– Avec des copains de travail. Mais je te rassure, il me propose toujours de le rejoindre. Malheureusement, je refuse neuf fois sur dix.

– Pourquoi ?

– Pour trois raisons : une migraine, évidemment, ou bien la peur d'en déclencher une, ou... le ressentiment.

– Hum...

– Comme tu dis. Il ne s'est jamais rendu compte de mes efforts pour lui faire plaisir. Je l'ai souvent accompagné au cinéma avec un début de migraine, ou bien en émergeant à peine d'une crise, ce qui la redéclenchait. Et surtout, j'ai accepté durant des années qu'il pourrisse mon sommeil avec son fichu somnambulisme.

– Faites chambre à part. Dans ton cas, un bon sommeil est primordial.

– La voix de la raison ! J'ai fini par instaurer ce système par intermittence, mais Florent se sent abandonné. Le sujet le rend agressif. Ce qui m'exaspère le plus, c'est qu'il n'éprouve aucune culpabilité lorsque j'ai une migraine à cause d'une nuit hachée par ses cris. Il est dans son monde. J'ai parfois le sentiment qu'il utilise inconsciemment mes migraines pour justifier sa nervosité naturelle. En fait, si j'analyse toutes nos années de vie commune, je peux affirmer qu'à chaque printemps, il a fait une fixation sur mes migraines.

– Quel rapport ? Tu as des crises plus fréquentes au printemps ?

– Pas du tout. C'est la période du renouvellement de son contrat de travail. Durant les mois précédant la signature, il trépigne et brandit les migraines comme les uniques responsables de la tension générale. Après la signature, il lui est même arrivé d'affirmer que j'étais tout à coup plus détendue !

– Nous sommes en juillet, il devrait être moins angoissé.

– En partie seulement. Florent sera vraiment détendu le jour où il admettra qu'il en veut toujours à son père de l'éducation sévère de son enfance.

– Pourtant, il semble avoir dépassé tout ça, non ?

– Il a réussi à me convaincre, et à se convaincre lui-même, qu'il gérait bien la situation. Mais, en vérité, c'est une bombe à retardement.

– Il a vu un psy ?

– Tu rigoles ! Il est plus simple pour lui de m'envoyer, moi, chez le psy, pour soigner les migraines qui sont la cause de tous les problèmes mondiaux.

Karine me pose la main sur le bras.

– Lorsqu'il aura explosé un bon coup contre le paternel, les retombées sur votre couple ne pourront qu'être bénéfiques.

Soupirs, silence. Je tourne enfin un visage ravi vers elle.

– Je te dois combien ?

Elle mime un air supérieur.

– Cadeau !

– C'est l'avantage des copines sur un psy. Tu réalises parfois des trucs dingues et c'est gratuit.

– Et un psy ne t'invite pas à la piscine.

– Non, parce qu'il s'en fait construire une... avec tes sous.

42

En marge

Alexandre dort. Florent cherche en vain dans le magazine télé un film non rediffusé pour la troisième fois, ou une émission intéressante, c'est-à-dire émettant autre chose que des lieux communs. Soupir... provenant de ma personne. Florent s'inquiète, prêt à rassurer sa petite femme.

– Un problème?

– Oui. Je suis une ménagère de moins de cinquante ans.

– Et...?

– C'est horrible. Pire que les premières rides.

– Mais cela fait des années que tu fais partie du panel des ménagères de moins de cinquante ans.

– Non, pas lorsque je travaillais. Karine travaille, fait du sport, sort régulièrement; elle n'est pas une ménagère de moins de cinquante ans.

– Mais si.

– Non, une femme active, donc moderne, ne peut pas être un truc aussi peu sexy qu'une « ménagère de moins de cinquante ans ».

– Mais je t'assure que les femmes actives appartiennent aussi à ce groupe.

– Tu dis ça pour me faire plaisir.

– Téléphone à Stéphane qui travaille pour un institut de sondage, il te le confirmera.

Je lui décroche alors un sourire radieux qui le laisse perplexe.

– Et ça change quoi ?

– Ça change tout.

– Vu de l'extérieur, ce n'est pas évident.

– Tu n'es pas une femme ; tu ne peux pas comprendre.

– Je ne te le fais pas dire !

– Si les publicitaires réalisaient à quel point ce terme est déprimant, ils trouveraient autre chose.

– Quoi ?

– « La consommatrice active », « la femme gestionnaire »... tout sauf ça.

– Pourquoi ?

– Appartenir à ce panel me donne l'impression d'être en période de ménopause.

– Oh... Et savoir que les femmes actives ressentent la même chose te soulage ?

– Non, mais je me sens moins en marge.

– En marge de quoi ?

– De la société, de la vie.

– Tu as une famille et tu fais partie de la société de consommation. Tu es donc « active ».

– Mais incapable de travailler.

– Ce n'est pas de ta faute.

– Tu le penses vraiment ?

– Un jour, tu trouveras la solution.

– Tu n'as pas répondu à ma question.

Tout à coup, Florent s'énerve :

– Écoute, j'en ai marre de te partager.

– Me partager ! Avec qui ?!

– Tes migraines.

– Très drôle ! Tu vas bientôt me faire une crise de jalousie ! Tu n'as qu'à me demander de choisir entre toi et elles !

Je ris jaune de cette injustice lorsqu'il murmure :

– Peut-être...

Le ciel s'abat sur ma tête et les bras m'en tombent. En gros, le monde s'écroule. Le souffle court, je m'inquiète :

– Tu cherches à me faire peur ?

– ... Je ne sais pas.

– « Peut-être », « je ne sais pas ». Si tu veux me quitter, dis-le clairement, s'il te plait !

– Je n'ai pas dit ça.

– Et tu as voulu dire quoi, exactement ?!

– ... Rien.

– Haaaa !!!

Besoin de me recentrer. Respirer, réfléchir.

– J'ai compris : tu ne m'admires plus depuis que j'ai arrêté de travailler.

– Mais non...

– Si, avant, tu étais fier d'annoncer que j'étais enseignante.

– Tu es toujours prof.

– Mais je n'exerce plus. Je passe mes journées à la maison. Je suis uniquement une ménagère de moins de cinquante ans !

– Et alors ? Monica Bellucci aussi est une ménagère de moins de cinquante ans, lance-t-il en souriant et en se rapprochant de moi, ce qui risque de faire retomber ma mauvaise humeur.

Il me prend par la taille. Ça y est, ma colère fond dans la chaleur de ses bras. Il plante le drapeau de la victoire :

– Tu voudrais que je t'appelle « ma fée du logis » ? Ou bien ma fée-néante ? Dommage que mon prénom ne soit pas Éric.

– Pourquoi ?

– Parce que tu serais alors ma fée-éric.

– Monsieur devient poète. Et cela me rend fée-brile...

Passage à l'horizontal. Fin de la discussion.

43

Complètement piquée

À l'occasion d'un grand nettoyage de l'appartement, de vieux agendas refont surface. Les feuilletant, je repère une année pauvre en migraines et parsemée de rendez-vous chez un mésothérapeute. Quelle bonne idée de garder ses agendas !

J'avais oublié cette technique : un relaxant musculaire est injecté par micro-piqûres au niveau du dos et de la nuque. Ayant souvent les épaules en béton au réveil, il serait pertinent de retenter ma chance dans cette voie. Les vêtements à trier sont aussitôt abandonnés, ce qui donne à ma chambre un petit air de chez Tati.

Mon souci est de trouver un mésothérapeute qui ait eu la bonne idée de ne pas prendre de vacances en août. Mais à Paris, tout se trouve. Lorsque je m'y suis installée, il y a neuf ans, une copine s'était enthousiasmée : « Tu verras, Paris est une ville géniale. Si tu as faim à 4 heures du matin, il y a toujours une épicerie ouverte. » Premièrement, il est rare qu'une envie de dévorer me prenne au milieu de la nuit (ou bien, il s'agit de l'effet secondaire d'un médicament que je m'empresse d'abandonner). Deuxièmement, il s'agit d'une idée fausse car dans mon quartier, la seule chose d'ouverte à 4 heures du matin, c'est la bouche de Florent hurlant de peur.

J'ai un rendez-vous pour ce lundi ! Apparemment, ce sont les patients qui ont déserté Paris, pas les médecins.

Le souvenir d'une séance de mésothérapie me revient. Elle date pourtant d'une douzaine d'années, mais elle était primordiale car trois jours plus tard, je me mariais. Le succès de cette belle journée de noces fut indépendant du regard de l'époux sur sa belle, ou du soleil radieux. Non, le secret de la réussite résidait dans ces petites piqûres qui m'ont évité la migraine de la mariée. J'entends encore Florent s'inquiéter : « Le grand jour, tu seras sûrement stressée, comme toutes les mariées du monde. » Ah bon, les mariés, eux, se marient avec la décontraction d'un joueur de golf du dimanche ? La réponse me fut donnée le « grand jour » : Florent était vert et sautait en tous sens, alors que je déambulais calmement, affichant un sourire béat. Même les belles-mères n'ont pas joué leur rôle : elles ont été parfaites de sérénité !

Lundi.

La mésothérapeute prend connaissance du marathon que j'ai entamé, espérant coiffer au poteau, ces migraines récalcitrantes.

– Dites-moi, entre l'acupuncture et la mésothérapie, vous ne devez pas redouter les piqûres !

– Comparées à une crise de migraine, c'est de la rigolade.

– Il y a deux techniques de mésothérapie. Celle que je pratique est faite de nombreuses micro-piqûres que vous ne sentirez pratiquement pas. L'autre, que je surnomme la « masothérapie », nécessite des piqûres moins nombreuses, plus localisées, mais plus douloureuses.

– J'ai déjà testé la « masothérapie » sans problème. Vous pouvez me piquer autant de fois que vous voulez.

– Pour la première séance, je ne vous injecte pas d'anti-inflammatoire, seulement du Valium et du magnésium. Si cela ne suffit pas, on passera au cran supérieur.

Passage à l'acte.

Effectivement, cette technique est très douce. Je m'assoupis...

– Vos muscles sont hypertendus. Vous avez eu des problèmes aux cervicales ?

– J'ai eu « le coup du lapin » deux fois : il y a deux ans, lors d'une chute en rollers, et dans un accident de voiture, de manière plus handicapante, mais cela remonte à de nombreuses années.

– Il arrive que de petits déplacements de vertèbres passent inaperçus pendant très longtemps. Les personnes se plaignent de douleurs musculaires. L'origine est souvent un tassement de vertèbres coinçant un nerf. Ce nerf stimulé provoque la contraction permanente de fibres musculaires qui tétanisent. Je vous donne les coordonnées d'un bon ostéopathe. Il va changer votre vie.

– Un homme va changer ma vie ! Je prends rendez-vous dès aujourd'hui !

En dépit de ma désinvolture devant la promesse de jours meilleurs, une petite voix me souffle de croire au miracle. De plus, les massages bihebdomadaires de mon kiné me soulagent, mais ne me guérissent pas. Il faut traquer le problème à la source.

44

Abstention danger

– Nicolas Sarkozy nous a encore fait une migraine diplomatique.

Assise dans une rame de métro, je lève les yeux pour découvrir deux trentenaires ricanant, le journal *Libération* en main.

– On n'a qu'à le déclarer inapte à exercer le rôle de chef d'État ! Imagine qu'il ait une migraine un jour de crise...

Sans vouloir faire un mauvais jeu de mots, je leur ferais bien remarquer qu'un jour « avec migraine » est forcément un « jour de crise ».

À quoi pensent-ils ? Imaginent-ils Nicolas Sarkozy, fou de douleur, lançant des missiles sur Paris pour en finir avec la vie ? Cette vision simpliste du pouvoir présidentiel pourrait-elle transformer la migraine en arme contre l'UMP ? Mon propos n'est pas de défendre M. Sarkozy. Si la migraine avait ridiculisé Olivier Besancenot, mon agacement aurait été le même. La migraine est apolitique.

Cette maladie, qui n'en était pas une il y a encore quelques années, va-t-elle coiffer au poteau les cancers présidentiels ?

Les autres candidats ont-ils fait leur check-up annuel ? Quel australopithèque oserait insinuer que Ségolène Royal subit peut-être encore une baisse de forme mensuelle ? N'y a-t-il pas un asthmatique ou un diabétique caché dans la course à l'Élysée ?

Jusqu'à aujourd'hui, la migraine faisait souffrir tout en ridiculisant sa victime, ce qui est déjà très fort. Mais la présidentielle se rapprochant, elle s'est transformée en une sorte de Jacques Séguéla œuvrant pour le côté obscur. Le migraineux devient dangereux pour ses compatriotes ! Ainsi, il a glissé de la case « à railler » vers la case « à rayer ». La migraine me surprendra toujours.

En politique, la migraine se déplace comme dans un crâne. Un coup à droite, un coup à gauche. Si elle semble attaquer la droite pour les élections de 2007, cinq ans auparavant elle s'en était prise à la gauche. Le 21 avril 2002, elle a volé le second tour à Lionel Jospin. Pendant que ce dernier était montré du doigt, la migraine se gaussait en silence. Mais cette fois, elle ne frappait pas le candidat, mais les électeurs.

En France, il y a sept millions d'adultes migraineux subissant au moins une crise par mois. Chaque jour, il y a donc, en moyenne, 233 333 personnes alitées pour cause de migraine. Le 21 avril 2002, il a manqué 194 600 voix au candidat socialiste pour être présent au second tour

Bien sûr, les électeurs n'ayant pas pu voter ce dimanche n'étaient pas tous socialistes. Cependant, la catégorie socioprofessionnelle comprenant le plus de migraineux est l'enseignement. Et l'Éducation nationale n'est pas réputée pour abriter de nombreux partisans de droite.

De plus, le nombre de personnes en crise, ce jour-là, est à revoir à la hausse, pour la simple raison qu'il s'agissait d'un dimanche.

Oui, la migraine frappe plus souvent le week-end !

Quel paradoxe d'avoir le cerveau en surchauffe lorsqu'il est censé se reposer !

Ce fait étrange a enfin été élucidé. Le coupable est le migraineux lui-même. Plus spécialement celui qui affectionne les grasses matinées : son cerveau n'apprécie pas les modifications de rythme.

L'avenir (de la France) appartient aux migraineux qui se lèvent tôt.

45

La rupture

Florent a acheté deux places pour un concert de Jean-Jacques Goldman en souvenir de nos vingt ans. Ce soir, la circulation est particulièrement difficile. Florent déboîte brutalement pour changer de voie. Je sursaute :

– Mais t'es con ! la voiture de derrière a failli nous rentrer dedans ! Tu connais l'usage des clignotants ? !

– Si tu n'es pas contente, tu prends le volant.

– Bien sûr, la solution de facilité ! Laisser tomber plutôt que faire un effort.

Silence. Inhabituel. Très inhabituel. Carrément angoissant. Ça y est, il me déteste ! Sinon, il aurait hurlé. Je ne sais pas quoi faire. Continuer la dispute toute seule, ou bien rester sur cette fin en queue-de-poisson ? Il soupire. Bien, la démarche classique va se mettre en route : dispute, réconciliation, excuses, bisous.

– Je t'aime...

Étrange comme défense. Une sonnette d'alarme résonne dans mon cœur. J'attends la suite :

– ... mais il faut se rendre à l'évidence : tu n'es pas heureuse avec moi.

– Ah bon ! Tu es mieux placé que moi pour savoir si je suis heureuse ou non ?!

– Oui, je t'observe. Tu n'es pas heureuse.

– Non, c'est toi qui n'es pas heureux et tu transfères ton problème sur moi.

– Je suis parfaitement heureux.

– Bien sûr. Tu es monté sur ressorts et tu as une peur bleue de te retrouver seul ne serait-ce que cinq minutes ; et tu vas me dire que tu es bien avec toi-même ?!

– Et toi ! Tu adores être seule ! Ce n'est pas normal.

– Où est la normalité ? C'est vivre son quotidien comme un film de James Bond ?

– Oui.

– La grande majorité des gens « normaux » ont donc, à tes yeux, une vie insipide, c'est-à-dire « anormale » ?

– Oui. Mais je te parle de toi.

– Non, tu parles de nous ; c'est différent.

– C'est la même chose.

– Intéressant ! Je forme donc notre couple à moi toute seule ?

– En quelque sorte, puisque notre couple dépend de tes migraines.

– Notre bonne entente ne tient qu'à moi ?

– Écoute, j'ai cru pendant treize années que tu trouverais une solution. Ta séance de mésothérapie a été inutile, comme tout le reste. Aujourd'hui, j'ai enfin compris.

– Mais c'était une séance d'essai. Il faut tester différents produits. J'ai déjà pris un autre rendez-vous et après-demain, je vais chez l'ostéopathe. Je ne peux pas faire mieux ! Et peut-on savoir ce que tu as enfin compris ?!

– Le problème vient de moi.

– Tu es la cause de mes migraines ?!

– En quelque sorte.

– Tu sais très bien que j'étais migraineuse avant de te rencontrer.

– Oui, mais avec une personne qui te rendrait vraiment heureuse, tu irais peut-être mieux.

– Si j'ai bien compris, tu te considères comme un traitement qui n'a pas marché ? Rassure-toi, je vais très bien... en dehors des migraines. Je suis heureuse avec toi.

– Tu n'as pas de point de comparaison.

Une lame me lacère le ventre.

– Pourquoi, de ton côté, tu as mené une enquête poussée ?

– Mais non. Pour moi, aucune autre femme ne te vaut.

– Mais leur cerveau est moins... contraignant ?

– Écoute, mon seul souhait durant toutes ces années a été ton bonheur et je m'avoue vaincu.

– Admettons que je ne sois pas heureuse mais que je pense l'être. Où est le problème? Certaines personnes possèdent tout pour être heureuses et passent leur vie à se plaindre. Si moi, je pense être heureuse, c'est l'essentiel. Le bonheur est-il ce que l'on vit ou ce que l'on pense vivre?

– Je ne te demande pas un sujet de philo.

– Tu veux que je te dise : je suis bien plus heureuse que toi!

– On ne fait pas un concours de bonheur.

– Tu es l'exemple-type de l'homme qui hurle sur tous les toits que sa vie est merveilleuse pour s'en convaincre lui-même! Tu parcours le monde sans savoir ce que tu cherches. Personnellement, je ne pense pas, comme toi, que l'herbe est forcément plus verte ailleurs. Tu agis toujours comme si tu avais un vide à combler.

– Tu es donc d'accord pour dire que le problème vient de moi.

– Quel problème?!

– Nos vies séparées. Mon incapacité à t'aider dans tes recherches.

– Tu abandonnes une course que je ne t'ai pas demandé de courir à mes côtés.

– Je partage ta vie!

– Et je suis licenciée pour cause de mauvais résultat? Il n'y a peut-être pas d'amélioration spectaculaire, mais je garde la tête hors de l'eau... et ce n'est pas grâce à toi!

– Ce qui veut dire?

– Moi aussi, j'en ai ras-le-bol. Pas de toi, mais de ton intransigeance. Jamais un merci pour être sortie avec toi en ayant mal à la tête. Jamais un : « Laisse chérie, ce soir tu es fatiguée, je m'occupe de tout. »

– Mais une migraine ne se voit pas !

– Merde, t'es pas idiot, que je sache ! Quand ton fils a mal au ventre, tu le consoles.

– Lorsqu'il a mal au ventre, il se plaint.

– Tu es en train de te plaindre que je ne me plains pas assez !!

– Non. Je dis simplement que je suis impuissant devant ce problème. Je suis trop angoissé pour t'apporter du réconfort. On devrait se séparer.

– Feu vert !

– Tu es d'accord ?!

– Non ! Le feu est vert et tout le monde klaxonne. Tu es sourd ?

– Je me sépare de ma femme, alors le feu, je m'en tape !

– Si ça te met dans cet état, pourquoi parler de séparation ?

– Je veux qu'on se quitte avant de se détester. Un autre homme saura peut-être mieux gérer tes migraines.

– C'est l'excuse la plus tordue qu'on puisse inventer pour quitter quelqu'un ! Si tu me détestes, dis-le directement.

– Ce sont tes maux de tête que je déteste, pas toi !

– Et cette séparation est censée me mettre la pression pour les faire disparaître ? Si c'est le cas, sache que c'est comme vouloir guérir quelqu'un d'une gastro-entérite en le forçant à boire de l'arsenic.

– Je ne cherche plus à te guérir.

– Et ce n'est pas ton rôle ! Les deux seules choses que je t'ai demandées sont de te montrer compréhensif pendant une crise de migraine et de comprendre que j'ai besoin de dormir. Tu n'as fait ni l'un ni l'autre.

– J'ai l'impression d'avoir fait le maximum. Aujourd'hui, je baisse les bras.

Les larmes me montent aux yeux.

D'une voix cassée, Florent poursuit :

– Ne pleure pas. Tu devrais être soulagée de retrouver un peu de calme. Tu n'auras plus à supporter mon caractère soupe au lait.

– On peut accepter une situation la mort dans l'âme. C'est comme débrancher un mourant pour abréger ses souffrances.

Florent se gare alors que nous sommes encore loin de la salle de concert. Il me fixe tout en s'empêchant de me prendre les mains, et murmure :

– On remet cette conversation à plus tard.

Je redresse la tête :

– Non. Il faut prendre une décision et s'y tenir. Les situations bancales me rendent malade. Je ne resterai pas avec toi. Tu as trop de ressentiment envers moi.

Le flot de larmes augmente.

– Delphine, je ne sais plus où j'en suis. Je suis incapable de te quitter.

– Tu voudrais que je t'aide ? Alors je propose une séparation de deux mois incompressibles.

– Ce n'est pas une peine de prison, le mot « incompressible » est de trop.

– Non, je te connais. Tu vas craquer et on retrouvera la même ambiance tendue. Tu as raison : j'ai cru éliminer tous les facteurs de stress de ma vie, alors que j'en avais oublié un : toi.

– Me voilà catalogué « facteur déclenchant ».

Sourires mutuels brillants de larmes.

Florent redémarre le moteur.

– Bon, maintenant que tout est réglé, on peut aller au concert.

– Quoi ?! On vient de se quitter et tu veux fêter ça en allant au concert !!!

– Mais tu adores Jean-Jacques Goldman... ?

– Je m'en fiche de Jean-Jacques Goldman ! Je viens de perdre la personne que j'aime le plus au monde. Je veux rentrer chez moi pour pleurer au fond de mon lit !

– Ah bon. Si tu préfères...

Mon Dieu ! Les hommes et les femmes ne fonctionnent vraiment pas de la même manière !

46

Je craque

Depuis quarante-huit heures, je suis donc, au moins momentanément, séparée de mon mari.

« Momentanément » est le seul mot que je retiens.

Du coup, au lieu de déprimer, je ne pense qu'à une chose : guérir en deux mois. C'est absurde, mais salvateur.

Comme le hasard fait bien les choses, j'ai justement rendez-vous aujourd'hui avec l'homme qui, selon ma mésothérapeute, va changer ma vie.

L'ostéopathe observe attentivement mes radiologies des vertèbres, plaque une règle le long des cervicales et me lance le regard de l'instituteur à l'élève venant de lui remettre un devoir totalement aberrant.

– Regardez, la règle se superpose parfaitement à vos cervicales...

Dois-je m'excuser ?

– ... votre cou ne présente pas la courbure habituelle. Votre accident de voiture est encore inscrit dans votre corps. La première chose à faire est de décoincer les quatrième et cinquième cervicales.

Il pose la radio devant mes yeux, mais l'image s'imprégnant dans mon cerveau est celle d'une paraplégique témoignant à la télévision des manipulations « malencontreuses » d'un ostéopathe inexpérimenté ayant provoqué sa paralysie.

Retour au réel. Cet ostéopathe m'a été recommandé par un médecin et il ne semble pas en état d'ébriété. Je mettrai donc ma tête sur le billot et ma vie entre ses mains.

CRAC. Voilà qui est fait. Un homme m'a fait craquer. La dernière fois, c'était il y a quinze ans, en croisant le regard de Florent.

J'espère que cette fois-ci, les retentissements sur les migraines seront positifs.

47

Le pouvoir du blanc

Depuis quatre jours, Alex et moi partageons une maison de vacances en Provence avec mon frère, sa femme et leurs deux enfants de dix et huit ans.

Ces vacances sont l'occasion de me féliciter (ou me rassurer ?) du choix « égoïste » de n'avoir engendré qu'un seul descendant. Ceci grâce à la « fratrie » qui s'étripe régulièrement pour des parts de gâteau inégales ou un jouet abîmé. Ces altercations m'amusent plutôt.

Il faut dire que je suis enchantée. Vu ma situation de couple, cela peut sembler étrange, voire déplacé. Mais j'ai une excellente raison : aucune migraine n'a pointé le bout de son nez depuis maintenant dix jours.

Ce résultat positif est dû à l'action combinée de l'ostéopathe (ma tête a apparemment apprécié d'être « dévissée ») et de ma dernière séance de mésothérapie. Nous avons enfin trouvé le bon anti-inflammatoire à m'injecter.

Chaque rayon de soleil, chaque galipette d'Alex m'enchante. Profiter de la vie est à la fois si simple et si compliqué. Une promenade main dans la main avec mon fils est un cadeau, un moment qui ne sera pas gâché par la migraine. Elle m'a volé tant de journées. À mon tour de prendre, de me servir dans le grand sac à plaisir.

Peu à peu, les chamailleries des enfants me donnent l'impression d'être au milieu d'un marché avec dix vendeurs me hurlant d'acheter leur marchandise. Même si j'ai conscience que mon cerveau, à nouveau douloureux, amplifie chaque son, une envie finit par m'obséder : noyer tout le monde dans la piscine et faire une sieste.

C'était trop beau, quelle conne je suis ! À mon âge, je crois encore au miracle !

Ma belle-sœur s'approche innocemment :

– Je vais faire quelques courses pour le dîner. Tu m'accompagnes ?

Supporter un trajet en voiture ou rester à écouter la polyphonie ambiante ? J'opte pour la fuite.

– OK, je te suis.

Je tente d'avoir l'air normal. Un geste à la dérobée afin de diminuer le volume sonore de la radio pendant qu'elle manœuvre pour sortir la voiture, quelques « hum » placés judicieusement dans son monologue et des lunettes de soleil me permettant de fermer les yeux : voici le comportement du migraineux discret.

Malheureusement, durant le retour, j'abandonne le rôle de la mère cool en vacances. Dicton personnel :

migraines et virages ne font pas bon ménage. Je vais vomir. Respirer. Patienter.

– Ça va ?

Je répondrais bien que je me sens dans la peau d'un hamster venant d'être passé à l'essoreuse, mais l'énergie me manque.

– Pas trop...

– Tu es toute blanche ; il fallait me dire que tu étais malade en voiture.

– Non, c'est juste une migraine.

– Une migraine ! C'est dingue d'avoir mal à ce point !

Depuis vingt ans, j'ai supporté des centaines de migraines et je réalise seulement à cet instant un phénomène évident : le moindre indice extérieur comme la pâleur donne un pouvoir immense. Elle prouve l'absence de simulation et provoque la compassion.

Avec amertume, je ne peux m'empêcher de marmonner :

– Je n'ai pas plus mal que d'habitude. La pâleur n'a rien à voir avec l'intensité.

– Quand même. J'ai vu une émission où une migraineuse avait des troubles visuels pendant la crise et vomissait systématiquement.

L'agacement me redonne de l'énergie :

– Tu penses donc qu'elle souffre plus qu'une personne ayant une migraine sans phénomènes associés ?

– Heu... je ne sais pas ; mais c'est impressionnant.

– Ces symptômes concernent seulement 15 % des migraineux, mais ils sont plus médiatiques.

– Tu sais, je n'y connais rien.

Elle s'intéresse aux émissions parlant de la migraine et avoue ne pas avoir « sa petite idée sur la question ». Si je n'étais pas si mal, je l'embrasserais !

48

Chacun pour son « moi »

– Allô ?

– C'est Florent.

– Un problème ?

– Non, une idée. Je veux qu'on entame une thérapie de couple.

– Pour que tu transformes le psy en juré et moi en accusée, non merci.

– Tu diras ce que tu veux.

– Je peux le faire sans toi. Tu remarqueras d'ailleurs que, à ta demande, j'ai déjà consulté pour mes migraines. Par contre, de ton côté, tu n'as jamais fait le pas.

Silence au bout du fil. Je fonce dans la brèche :

– Je te propose un marché : tu vas voir un psy tout seul et ensuite on ira à deux.

– Pourquoi j'irais voir un psy ?

– Je pourrais te donner mille raisons, en commençant par tes crises nocturnes. Tu prônes la psychothérapie pour tout le monde alors que tu n'as jamais mis les pieds chez un psy.

– Et alors, si j'envoie mon fils chez le dentiste pour redresser ses dents, je ne vais pas me mettre à porter un appareil dentaire !

– Tu détournes la conversation. J'ai consulté des psychologues uniquement parce que tu pensais qu'ils guériraient mes migraines. À mon tour, je te demande de voir quelqu'un pour comprendre ta nervosité permanente et ton hyperactivité.

– OK, je prends rendez-vous pour moi, et, dans quelques semaines, on ira à deux.

– Marché conclu.

J'imagine la suite des événements : Florent réalisera que nos problèmes ne viennent pas des migraines mais de sa mauvaise relation avec son père, il deviendra alors un amour de mari et la thérapie de couple sera obsolète.

L'avenir m'apparaît tout à coup comme une plage délicieusement ombragée balayée par un léger vent marin.

49

L'introspection du mari

Sonnerie à la porte. Ce doit être Florent qui vient chercher son fils pour le week-end. J'espère que la psychothérapie ne le déprime pas trop.

Alex saute au cou de son père :

– Bonjour, papa, je peux emporter mon circuit de voitures ?

– Oui, va le démonter pendant que je parle avec maman.

Florent semble au sommet de sa forme. Il cherche certainement à donner le change à Alex. Son fils disparaît dans la chambre et Florent se tourne vers moi, toujours aussi jovial.

Intriguée, j'enquête :

– Tu as vu un psy ?

– Hier.

Zut, il a dû tomber sur un débutant qui lui a confirmé que tout allait bien. Mon plan semble prendre l'eau.

– Et qu'est-ce qu'il a dit ?

Florent éclate de rire et me lance, ravi :

– Il a dit, qu'avec mon passé, j'en avais au moins pour un an !

– Tu plaisantes ?

– Non, c'est génial !

Il se fout de moi ?! Je l'observe. Étrangement, il paraît soulagé.

– Quelque chose m'échappe.

– Maintenant que j'ai pris conscience de mes problèmes, je vais pouvoir les résoudre.

– Tant mieux. Mais un an, c'est un peu long, non ?

– C'est approximatif.

– On oublie donc la thérapie de couple ?

– Pour l'instant, oui. On repousse l'échéance de trois mois ?

– Ça me semble nécessaire.

– Je te tiens au courant de mes progrès.

Florent repart à la conquête du monde (au moins du sien), sans s'être informé de mes propres progrès en matière de migraine. Je le comprends, il a besoin de s'en éloigner.

Dans quelques mois, aurai-je un mari tout neuf, livré à domicile ?

50

Vivre seule ?

Hier, je me suis remorquée chez la mésothérapeute comme une voiture en panne chez un pompiste. Après une bonne nuit de sommeil, mon moteur est reparti au quart de tour. Je vais donc devoir me réapprovisionner régulièrement en énergie, mais j'ai trouvé ma source de jouvence !

Bien sûr, mon moteur connaît encore des défaillances et le mécanisme demande autant d'attention qu'avant ; cependant, la route de ma vie comporte moins de dos d'âne. Si je dois me reposer de temps en temps sur le bord de la chaussée et regarder les autres passer, je prends mon mal en patience car je sais que tout redémarrera quelques heures plus tard ou le lendemain.

Depuis quelques mois, les facteurs déclenchants de mes migraines semblent s'être réduits à un seul : les contractures. Aussi, chaque soir, je mets tout en œuvre pour éviter un réveil douloureux. Le but étant de garder, tout au long de la nuit, une colonne vertébrale bien droite et des épaules détendues. Le coucher se transforme en un cérémonial digne d'une messe noire : gouttière en bouche, j'installe une minerve en mousse pour maintenir les épaules dégagées, puis je me couche sur le dos, tête bien droite et bras allongés le long du corps. Positionnée ainsi, j'ai l'impression de répéter ma propre veillée mortuaire. Si j'éprouve l'envie de me tourner (j'adore dormir sur le côté), il me suffit d'imaginer la migraine punition qui me réveillera pour surmonter la tentation.

Malgré ces précautions, la migraine se glisse encore dans mon lit une fois par quinzaine, à la manière d'un amant éconduit qui s'accroche. Pour l'évincer définitivement, mes alliés sont l'ostéopathie, la mésothérapie et la kinésithérapie. Si ce groupe d'intervention musclée ne suffit pas, je ressortirai mon joker : l'anti-épileptique.

Je suis confiante.

La sérénité est mon nouvel objectif. Depuis un mois, j'ai remplacé le karaté par le tai-chi ; je me demande si je ne vais pas définitivement remplacer mon mari par un chat. Ronronnements et douceur...

Je suis encore loin d'avoir atteint le nirvâna puisqu'une chose affreuse se précise chaque jour un peu plus : je dois me résoudre à quitter Florent alors qu'il est l'homme de ma vie.

Notre séparation m'a fait comprendre que sa présence agissait sur moi comme un champ électrique sur les cheveux : il me hérisse.

Je suis un buvard absorbant le trop-plein de nervosité de Florent, à ceci près qu'un buvard n'a jamais eu de migraine.

Entre la sérénité et Florent, je dois faire un choix. Je crois que le mot « dilemme » prend ici toute sa signification.

La migraine est un fardeau qui se traîne plus facilement seule. Lorsque j'étais étudiante, je la supportais comme les mères africaines portent leur enfant sur le dos : naturellement.

En couple, la culpabilité et la colère devant l'incompréhension s'ajoutent à la douleur et la nourrissent. C'est trop lourd.

La bonne posologie avec Florent serait-elle de le voir à doses homéopathiques ?

Je me souviens de notre préparation au mariage religieux. Le prêtre nous avait expliqué que le mariage était une relation à trois : le mari, la femme et Dieu. Mais dès les premiers jours, la migraine a mis un bon coup de pied au derrière de Dieu et l'a remplacé à temps complet. Apparemment, les couples vivant avec Dieu s'en tirent mieux. Normal, il vient seulement lorsqu'on l'appelle, lui !

Florent veut changer d'air quelque temps. Faire le point. Sur lui ou bien sur notre couple ? J'aurai la réponse dans quelques minutes puisqu'il doit passer pour « prendre une décision », m'a-t-il annoncé au téléphone...

Et moi, qu'ai-je à lui dire ? Continuer notre couple à trois ? Impossible. Lui expliquer mes progrès et lui promettre d'être au sommet de ma forme tous les jours ? Impossible. Rester seule et me chouchouter ? Possible. En fait, c'est la seule solution envisageable.

Pour bien voyager en couple, il faut voyager léger. La migraine a plombé nos valises de frustrations, de colère et de désespérance. Bien sûr, tout au fond, il reste le respect, l'admiration et même encore l'amour. Mais au fond des valises, ils sont aplatis, écrasés par le poids de sentiments moins nobles.

51

Décision finale

Florent est là, sérieux, trop sérieux. J'ai peur qu'il m'annonce froidement : « Je te quitte définitivement » et j'ai tout aussi peur qu'il me prenne dans ses bras en murmurant : « Tu m'as manqué, je t'aime. » La balle est dans son camp.

Il s'assoit et pose les coudes sur la table, sûrement pour se soutenir. J'en fait autant.

– Delphine, j'ai bien réfléchi... Plus je vois le psy et plus je me rends compte que la thérapie sera longue. Ça va te paraître dingue, mais en ce moment j'ai besoin d'être seul. Il paraît que c'est une réaction normale lorsqu'on entreprend un travail sur soi. D'autre part, je suis convaincu que tu es mieux sans moi, c'est d'ailleurs l'impression que j'ai eue pendant toutes ces années...

Habituellement, je lui aurais coupé la parole pour lui rappeler le nombre de fois où il trouvait les femmes de ses copains trop collantes et combien il appréciait mon indépendance affective (ni coups de fil ni reproches s'il rentrait tard), malgré notre attachement sentimental très fort ; mais aujourd'hui, j'ai dépassé ce stade. D'ailleurs il a peut-être raison, je suis mieux sans lui. Par contre, je ne suis pas certaine qu'il cerne vraiment la cause de ce fait désolant. Il doit penser que c'est l'indifférence qui me pousse à cette indépendance alors que c'est, tout bêtement, un besoin jamais inassouvi de calme et de silence.

Je l'observe : pourrais-je avoir, dans le même paquet-cadeau, mon mari et la sérénité ? Définitivement, non. Je le laisse donc poursuivre sans le contredire (ce qui est, chez moi, un exploit, ou, dans le cas présent, l'expression de mes illusions perdues).

– ... je ne regrette absolument pas ces treize années avec toi, nous avons réussi notre mariage, nous devons réussir notre divorce.

Voilà, le mot est prononcé. La vie vient de m'arracher mon frère jumeau. Ce frère parfois insupportable mais indispensable. Il est temps de couper le cordon, de chercher le bonheur séparément.

Je devrais être soulagée. Alors pourquoi cette boule dans la gorge ?

J'ai envie de pleurer, comme un enfant effrayé par la piqûre d'un vaccin bien qu'il sache que « c'est pour son bien ».

J'aurais tellement voulu qu'il me dise : « Tu sais, Delphine, durant plus de vingt ans, j'ai porté, sans le voir, un sac à dos rempli de lourdes pierres qui étaient autant de mauvais souvenirs. Malgré le poids, j'ai continué d'avancer. Tes migraines ont déposé un caillou supplémentaire au-dessus des autres. J'ai alors voulu comprendre pourquoi ce sac pesait si lourd tout en refusant de l'ouvrir entièrement. J'ai donc seulement aperçu le caillou « migraine ». Puis j'ai endossé à nouveau le sac, poursuivant ma route en pestant contre ce caillou qui deviendra mon bouc émissaire, le responsable du poids total du sac. La séparation a fait disparaître ce caillou, et je dois bien admettre que le sac est encore loin d'être léger. Le vider entièrement prendra du temps. C'est mon travail, pas le tien malgré ce que j'ai cru si longtemps. »

Ce à quoi j'aurais ajouté, magnanime : « Oui, la migraine a été accusée de servir d'arme aux femmes refusant le devoir conjugal, mais je suis certaine qu'elle a surtout beaucoup servi aux couples cherchant un arbre pour cacher la forêt. »

Un jour, peut-être...

Je réalise qu'il attend une réaction de ma part. Que dire ? La vérité :

– C'est la bonne décision, mais je n'aurais pas eu le courage de la prendre. C'est mieux comme ça.

Je n'ai rien à ajouter. Je n'en veux ni à Florent, ni à la migraine.

Alex est prêt, Florent et lui partent.

Je reste avec elle.

Remerciements

Merci à Anne Carrière et à Véronique de Bure pour leur humanité. Je ne prends pas beaucoup de risques en les remerciant également de la part de tous les migraineux (des millions de mercis !).

Merci à Tristane Banon, ma fée Clochette.

Merci à Delphine, Sophie, Dominique, Farid, Brigitte, Nathalie D., Nathalie K. et Emmanuel pour leurs critiques avisées (ou leur avis en phase critique).

Merci à Sébastien pour son amitié d'hier et, je l'espère, de demain.

Merci aux pilotes des canadairs médicaux et paramédicaux pour avoir combattu le feu à mes côtés.

Mon site Internet : *http://delphine-rey.com*

Mon blog : *http://migraine.over-blog.org*

CAHIER PRATIQUE

Mon petit truc en plus...

Ou plutôt, mes trucs, car un migraineux doit être vigilant sur tous les fronts pour éloigner la migraine du sien. Voici donc mon jeu de cartes pour gagner la partie contre elle. Vos cartes gagnantes peuvent être différentes. Mais je vous laisse voir mon jeu et y puiser celles qui vous conviennent.

Contre les migraines de fatigue :

• Un rythme biologique de nonne : huit à neuf heures de sommeil avec un réveil relativement tôt (la grasse matinée sied aux migraineux comme un scaphandre à une danseuse étoile) et des repas à heures fixes (et sachez que votre cerveau ne considère pas une simple pomme comme un repas).

• Une activité physique régulière : se mettre dans la tête que, paradoxalement, moins on en fait, plus on est fatigué.

• Une cure de fer et de magnésium (voir de cobalt) : pour les fatigues chroniques, traitement sur deux mois.

Contre les migraines de stress :

• Du sport : yoga ou taï-chi pour les anxieux « calmes », natation ou n'importe quoi d'autre qui bouge (et soit également source de plaisir) pour les anxieux « hyperactifs ».

• Prendre du temps pour soi : un bon bain chaud (penser à débrancher le téléphone) ou un massage gentiment prodigué par le conjoint.

• Au sein du couple, suivre à la lettre le slogan des années 70 : « Faites l'amour, pas la guerre. »

Contre les migraines ophtalmiques :

• Personnellement, certains ophtalmologues m'ont regardée d'un mauvais œil (le comble, pour un ophtalmologue !) pendant deux ans car j'avais des migraines terribles dès que j'étais devant un écran. Or, ces « spécialistes » s'obstinaient à me répéter que « tout va bien, vos lunettes sont bien adaptées ». Jusqu'au jour ou mon regard croisa celui d'un petit bonhomme très désagréable (il m'accueillit avec un : « Ne me dites rien, je verrai tout seul »), puis il m'asséna tranquillement : « Il vous faut quelques séances d'orthoptie pour régler votre déficience de convergence et tout rentrera dans l'ordre. » Il venait de me sortir de deux années d'enfer en cinq minutes de consultation.

• Un petit truc pour les astigmates : j'ai constaté que ma vue devait être « parfaite » pour ne pas avoir de céphalée ophtalmique. Or la vue des astigmates varie au cours de la journée, en fonction de la fatigue. Les lunettes, ayant une correction fixe, ne suivent pas cette variation, alors que des lentilles dures ont cette faculté. J'ai mis six mois pour m'habituer aux lentilles dures, mais ça vaut le coup. Aujourd'hui, je ne pourrais plus m'en passer.

Contre les migraines cervicogéniques :

Ce mot savant fait référence aux céphalées provoquées par des douleurs au niveau des vertèbres cervicales (douleurs pouvant irradier derrière la tête et sur les épaules). La cause peut être traumatique (vertèbres coinçant des nerfs), nerveuse (contraction des muscles), ou tout simplement due à une mauvaise position pendant le sommeil. Dans ce cas, les anti-douleurs les plus efficaces sont les anti-inflammatoires. À faire également :

• Consulter un ostéopathe (recommandé par un médecin).

• Pratiquer massages et bains relaxants.

• Vérifier sa literie : oreiller ergonomique et matelas « dur juste ce qu'il faut ».

• Dormir avec un petit foulard autour du cou si on est sujet aux torticolis. Parfois, un simple courant d'air provoque la crispation des épaules toute la nuit et on se réveille avec des épaules « en béton ».

• Ne pas dormir sur le ventre, votre cou vous remerciera.

• Consulter un mésothérapeute : il assouplit les muscles avec des micro-injections de relaxant musculaire au niveau des épaules et du cou. Pour les douillets, vérifier que le mésothérapeute pratique la méthode douce (nombreuses micro-injections indolores et non pas quelques « vraies » piqûres ciblées).

• Consulter un dentiste, pour les adeptes du bruxisme (phénomène consistant à serrer les dents toute la nuit comme si votre belle-mère venait de s'inviter pour un mois). Si votre conjoint se plaint de bruit nocturne ressemblant à une veille scie sur un tuyau en plomb, courez chez votre dentiste lui commander une gouttière. Si les nuits sont silencieuses mais que votre mâchoire est douloureuse au réveil, faites de même.

• Si les douleurs persistent, tester (après avis du médecin) un anti-épileptique.

• Au quotidien, se tenir bien droit en conduisant ou devant son ordinateur.

Contre les migraines cataméniales :

J'ai gardé le meilleur pour la fin. Je pense que le facteur hormonal est largement sous-estimé par les médecins. Toute femme migraineuse constatant une augmentation des crises en période de règle et une disparition des migraines durant la grossesse doit en parler à un gynécologue. En effet, si certains généralistes connaissent assez bien les migraines pour envoyer leur patiente chez un gynécologue (en plus d'un traitement classique), la plupart (étant des hommes et non migraineux) se contentent de prescrire des traitements de fond classiques, *ad vitam aeternam*. Ils ne réalisent absolument pas l'influence des variations hormonales sur la vie des femmes (à part quand ils mettent la mauvaise humeur de leur épouse sur le compte des hormones et non de la surveillance simultanée du bain des enfants et du bœuf bourguignon pendant que monsieur se remet de sa dure journée). Donc, si vous faites partie de ce groupe chanceux de femmes réduit régulièrement à l'état de puzzle abandonné, cela signifie que seul un traitement hormonal mimant l'état de la grossesse (les kilos en moins) peut vous sauver. Dans ce cas, privilégiez le gynécologue au centre anti-douleur, souvent axé uniquement sur la neurologie. Ceci expliquant peut-être cela, j'ai remarqué (mais cela n'engage que moi), que les centres anti-douleur satisfont plus souvent les hommes que les femmes...

Mes petits plus pour en avoir moins...

• J'évite les restaurants éclairés aux néons (en même temps, qui a envie de passer une soirée dans un tel endroit ?)

• J'avale un café à chaque prise d'antalgique diurne pour ne pas me transformer en Belle au bois dormant (c'est charmant dans un roman, mais moins bien vu devant mes élèves).

• Pour les réunions (si, si, les profs ont aussi des réunions), le choix de la place est primordial : je m'installe toujours le dos à la fenêtre pour éviter la lumière du jour dans les yeux pendant plusieurs heures (même s'il fait gris). De plus, je me mets assez près de celui qui parle (pour avoir le minimum de néons dans le champ de vision), mais pas trop près si les places sont disposées en carré car sinon mon cou tordu trop longuement se vengera. En gros, avant une réunion, j'arrive en premier pour analyser la pièce comme un agent de la C.I.A. et choisir LA place qui me permettra de ressortir vivante. Migraineuse, c'est une activité à plein temps !

• J'ai gardé le plus bizarre pour la fin : quand une migraine me tombe dessus... je me lave les cheveux, même s'ils sont propres ! Pourquoi ? Tout simplement parce que l'eau fraîche sur le crâne, accompagné du long massage du shampoing... Mmm... un début de résurrection ! L'inconvénient de la méthode : elle n'est pas applicable en cas de grosse migraine, puisque le simple fait de se lever n'est même pas envisageable. Elle sera donc remplacée par le gel froid sur le front et un petit massage du crâne, ne faisant appel qu'à un minimum de phalanges. Ceci, allongé dans le noir (grâce à un précieux souvenir de vacances : le bandeau donné dans l'avion) et dans un silence intersidéral... si c'est possible (merci les boules Quiès).

La liste de mes petits trucs s'achève ici. Si un seul vous permet de vaincre plus aisément une migraine, j'en serai comblée.

Quelques adresses utiles

Paris :

Hôpital Lariboisière
Centre d'Urgences Céphalées (uniquement pour une urgence, pas pour une simple consultation)
2, rue Ambroise-Paré
75010 Paris
Tel : 01 49 95 65 37

Hôpital Saint-Antoine
184, rue du Fbg Saint-Antoine
75012 Paris
Tel : 01 49 28 20 00

Hôpital de la Salpêtrière
Service de Neurologie, bât. Castaigne
47-83, bd de l'Hôpital
75013 Paris
Tel : 01 42 0 16 18 13

Hôpital Broussais
96, rue Didot
75014 Paris
Tel : 01 43 95 91 92

Hôpital Sainte-Anne
Consultation céphalées et migraines
Service de Neurologie
1, rue Cabanis
75014 Paris
Tel : 01 45 65 82 76

Hôpital Saint-Joseph
Service de Neurologie
185, rue Raymond Losserand
75014 Paris
Tel : 01 44 12 34 10

Hôpital européen Georges-Pompidou
20, rue Leblanc
75015 Paris
Consultation migraines et céphalées
Tel : 01 56 09 26 83

Bichat-Claude Bernard
Consultation céphalées
46, rue Henri-Huchard
75018 Paris
Tel : 01 40 25 70 33

Fondation A. de Rothschild
Service de Neurologie
25/29, rue Manin
75019 Paris
Tel : 01 48 03 68 52

Traitement de la douleur de l'enfant (migraines et céphalées) :
Hôpital Armand-Trousseau
26, avenue Dr Arnold-Netter
75012 Paris
Tel : 01 44 73 65 19

Autour de Paris :

Hôpital universitaire Louis-Mourier
Service de médecine interne
178, rue Renouillers
92700 Colombes
Tel : 01 47 60 67 05

Centre hospitalier intercommunal
Service de médecine
40, avenue de Verdun
94010 Créteil
Tel : 01 45 17 55 14

Centre hospitalier
Consultation des céphalées et migraines
177, rue de Versailles
78157 Le Chesnay
Tel : 01 39 63 80 20

Hôpital de Bicêtre
Consultation migraines et céphalées
78, rue du général Leclerc
94275 Le Kremlin-Bicêtre
Tel : 01 45 21 31 32

Région Nord-Ouest :

ANGERS :
C.H.U.
Service neurologie
Bâtiment Larray
49033 Angers
Tel : 02 41 35 35 88

BREST :
Hôpital Morvan
Service neurologie
Bd Tanguy-Prigent
29609 Brest cedex
Tel : 02 98 34 73 00

CAEN :
C.H.U.
Service neurologie
Avenue de la Côte-de-Nacre
14033 Caen
Tel : 02 31 06 46 21

LE MANS :
Centre Hospitalier
Service de Neurologie
194, avenue Rubillard
72037 Le Mans
Tel : 02 43 43 43 43

ROUEN :
Clinique Saint-Hilaire
Service de neurologie
2, place Saint-Hilaire
76000 Rouen
Tel : 02 35 08 66 29

C.H.U. Charles-Nicolle
1, rue de Germont
Département de neurologie
Consultation migraines et céphalées
76031 Rouen Cedex
Tel : 02 32 88 80 32

TOURS :
Hôpital Bretonneau
Service de neurologie
2, bd Tonnelé
37044 Tours
Tel : 02 47 37 23

Région Nord-Est :

COLMAR :
Hospices civils
Service de prise en charge de la douleur chronique
39, avenue de la liberté
68000 Colmar
Tel : 03 89 12 48 89

DIJON :
Hôpital général
Service de neurologie
3, rue du Faubourg-Raines
21034 Dijon
Tel : 03 80 29 37 53

LILLE :
C.H.U. Roger-Salengro
Service de neurologie
59000 Lille
Tel : 03 20 44 67 52

MÂCON :
Centre hospitalier
Service de neurologie
« Les Chanaux »
71018 Mâcon
Tel : 03 85 20 32 35

Région Sud-Ouest :

AUCH :
Centre hospitalier général
Service de neurologie
Route de neurologie
Route de Tarbes
32008 Auch
Tel : 05 62 61 32 27

BAYONNE :
Centre hospitalier de la Côte basque
Service de neurologie
13, avenue Jacques-Loeb
64109 Bayonne
Tel : 05 59 44 37 12

BORDEAUX :
Hôpital Pellegrin
Unité de traitement des douleurs chroniques (U.T.D.C.)
Place A.R. Léon
33000 Bordeaux
Tel : 05 56 79 56 79 ou 05 56 97 87 11

LA ROCHELLE :
C.H.
Rue Albert-Schweitzer
17019 La Rochelle cedex
Tel : 05 46 45 52 35

TOULOUSE :
C.H. de Rangueil
Service de neurologie
1, avenue Jean-Poulhes
31403 Toulouse cedex 9
Tel : 05 61 32 26 42

Région Sud-Est :

BOURG-EN-BRESSE :
Centre hospitalier
Service de neurologie
01012 Bourg-en Bresse
Tel : 04 74 45 43 63

CLERMONT-FERRAND :
Centre hospitalier
Service de neurologie
63000 Clermond-Ferrand
Tel : 04 73 17 84 30 – 04 73 75 22 00

GRENOBLE :
Hôpital Albert-Michallon
Service neurologie
38043 Grenoble
Tel : 04 76 76 57 92

LYON :
Hôpital de la Croix-Rousse
Consultation en neurologie
93, grande rue de la Croix-Rousse
69004 Lyon
Tel : 04 72 07 18 66

Hôpital neurologique
Consultation migraine
59, bd Pinel
69003 Lyon
Tel : 04 72 35 72 22

MONTPELLIER :
C.H.U. Gui-de-Chauliac
Service de neurologie
2, avenue Bertin-Sans
34295 Montpellier
Tel : 04 67 33 60 29

MARSEILLE :
Hôpital Sainte-Marguerite
Service de neurologie
270, bd Sainte-Marguerite
13009 Marseille
Tel : 04 91 74 46 64

BELGIQUE

BRUXELLES :
Hôpital Érasme
Consultations de la clinique de la douleur
808, route de Lennik
1070 Bruxelles
Tel : 02 555 35 05

CHARLEROI :
C.H.U.
Service de neurologie
Bd Janson
6000 Charleroi
Tel : 07 192 23 52

LIÈGE :
Hôpital de la Citadelle
Service de neurologie
1, bd du XIIe de Ligne
4000 Liège
Tel : 04 225 60 70

QUÉBEC

SAINT-JÉRÔME :
Clinique de la migraine des Hautes et Basses Laurentides
Centre médical La Noblesse
297, rue Saint-Jovite
Saint-Jérôme
Québec J7Z 7B2
Tel : +514 436 1296

MONTRÉAL :
Neurological Institute and Hospital
3801 University Street
Montréal
Québec H3A 2B4
Tel : +514 398 82 52

Sites Internet

France :
www.doctissimo.fr
www.sosmigraine.com
www.lamigraine.org

Belgique :
www.cephalee.be

Québec :
www.sante-net.net

Livres

ANDRÉ (Christophe) et MUZO, *Petites angoisses et grosses phobies*, Le Seuil, 2002 (assez drôle !).
BRACONNIER (Alain), *Petit ou grand anxieux ?*, Odile Jacob, 2004.
PRADALIER (Professeur André), *La migraine*, Odile Jacob, 2004.

Table

Cet ouvrage a été composé et imprimé par

FIRMIN DIDOT

GROUPE CPI

Mesnil-sur-l'Estrée

pour le compte des Éditions Anne Carrière
104, bd Saint-Germain 75006 Paris
en janvier 2007

Imprimé en France
Dépôt légal : février 2007
N° d'édition : 419 – N° d'impression : 82236